当代中医外治临床丛书

男科疾病
中医特色外治171法

总主编 庞国明 林天东 胡世平 韩振蕴 王新春
主 编 韩建涛 林天东 吴洪涛 吕志刚 翟纪功

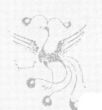

U0206295

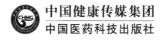

中国健康传媒集团
中国医药科技出版社

内 容 提 要

本书以介绍男科疾病的实用中医外治方法为主,全书分为两章,第一章为概论部分,对中医男科疾病的常用外治法、作用机理等进行了概括的介绍。第二章介绍临床上12种常见男科疾病的具体外治疗法。每种疾病均列出临床诊断,并按照中医辨证进行分型,分为药物外治法和非药物外治法进行介绍,最后做出综合评按。每种治法下按处方、用法、适应证、注意事项、出处五栏编写,以方便读者临床查找使用。本书适用于各级中医、西医、中西医结合男科专业从事临床、教学、科研工作者参考应用。

图书在版编目(CIP)数据

男科疾病中医特色外治171法 / 韩建涛等主编 . — 北京:中国医药科技出版社,2021.5

(当代中医外治临床丛书)

ISBN 978-7-5214-2329-7

Ⅰ.①男… Ⅱ.①韩… Ⅲ.①男性生殖器疾病—中医治疗法—外治法

Ⅳ.① R277.57

中国版本图书馆 CIP 数据核字(2021)第 035649 号

美术编辑 陈君杞
版式设计 也 在

出版　**中国健康传媒集团** | 中国医药科技出版社
地址　北京市海淀区文慧园北路甲 22 号
邮编　100082
电话　发行:010-62227427　邮购:010-62236938
网址　www.cmstp.com
规格　710×1000 mm $^1/_{16}$
印张　7$^1/_4$
字数　108 千字
版次　2021 年 5 月第 1 版
印次　2024 年 4 月第 2 次印刷
印刷　三河市万龙印装有限公司
经销　全国各地新华书店
书号　ISBN 978-7-5214-2329-7
定价　**29.00 元**

获取新书信息、投稿、为图书纠错,请扫码联系我们。

《当代中医外治临床丛书》
编委会

甘洪桥　艾为民　龙新胜　平佳宜　卢　昭
叶　钊　叶乃菁　付永祥　代珍珍　朱　琳
朱　璞　朱文辉　朱恪材　朱惠征　刘　辉
刘宗敏　刘建浩　刘鹤岭　许　亦　许　强
阮志华　孙　扶　苏广兴　李　松　李　柱
李　娟　李　慧　李　淼　李义松　李方旭
李玉柱　李正斌　李亚楠　李军武　李红梅
李宏泽　李建平　李晓东　李晓辉　李鹏辉
杨玉龙　杨雪彬　吴先平　吴洪涛　宋震宇
张　平　张　芳　张　侗　张　挺　张　科
张　峰　张云瑞　张亚乐　张超云　张新响
陈　杰　陈　革　陈丹丹　陈宏灿　陈群英
武　楠　岳瑞文　金　凯　周　夏　周克飞
周丽霞　庞　鑫　庞国胜　庞勇杰　庞晓斌
郑晓东　孟　彦　孟红军　赵子云　赵庆华
赵海燕　胡　权　胡永召　胡欢欢　胡秀云
胡雪丽　南凤尾　柳国斌　柳忠全　闻海军
娄　静　姚沛雨　钱　莹　徐艳芬　高言歌
郭　辉　郭乃刚　黄　洋　黄亚丽　曹秋平
曹禄生　龚文江　章津铭　寇志雄　谢卫平
靳胜利　鲍玉晓　翟玉民　翟纪功

编撰办公室主任　韩建涛

编撰办公室副主任　王凯锋　庞　鑫　吴洪涛

本书编委会

主　编　韩建涛　林天东　吴洪涛　吕志刚
　　　　翟纪功

副主编（按姓氏笔画排序）

　　　　王凯锋　刘青云　李方旭　李军武
　　　　郑晓东　郭子华　曾杨玲

编　委（按姓氏笔画排序）

　　　　王　强　双振伟　龙新胜　李义松
　　　　李正斌　张　岩　张　侗　张亚乐
　　　　陈　影　庞　鑫　庞国胜　庞勇杰
　　　　赵　冰　高言歌　郭宏磊

良工不废外治

——代前言

中医外治法是中医学重要的特色标志之一。在一定程度上讲，它既是中医疗法乃至中医学的起源，也是中医药特色的具体体现。中医外治法经历了原始社会的萌芽、先秦时期的奠基、汉唐时期的发展、宋明时期的丰富、清代的成熟以及当代的完善与发展。尤其是近年来，国家中医药管理局高度重视对中医外治法的发掘、整理与提升，并且将其作为中医医院管理及中医医院等级评审的考评指标之一，极大地推动了中医外治法在临床中的应用和推广。中医外治法与内治法殊途同归、异曲同工，不仅可助提临床疗效，而且可以补充内治法的诸多不足，故自古就有"良工不废外治"之说。因此，中医外治法越来越多地得到各级中医管理部门、各科临床一线医护人员的高度重视和青睐。

近年来，中医外治法的发掘、整理、临床应用研究虽然受到高度重视，但惜于这许许多多的传统与现代新研发的外治疗法散见于各个期刊、著作等文献之中，不便广之，尤其是对于信息手段滞后及欠发达地区的基层医务人员来说，搜集资料更加困难，导致临床治疗手段更是受到了极大的限制。为更好地将这些疗法推广于临床各科，更好地弘扬中医特色外治疗法，在上海高品医学激光科技开发有限公司、河南裕尔嘉实业有限公司的支持与帮助下，我们组织了全国在专科专病领域对外治法有一定研究的 50 余家中医医院的 260 余位临床专家编撰了这套《当代中医外治临床丛书》。本丛书以"彰显特色、简明扼要、突出实用、助提疗效"为宗旨，每册分为概论和临床应用两大部分。其中概论部分对该专病外治法理论基础、常用外治法的作用机制、提高外治临床疗效的思路与方法以及应用外治法的注意事项五个方面进行阐述；临床应用部分以病为纲，每病通过处方、用法、适应证、注意事项、出处、综合评按六栏对药物外治法、非药物外治法进行详细介绍。尤其是综合评按一栏，在对该病所选外治法进行综合总结分析的基础上，提出应用外治法的要点、心得体会、助提疗效的建议等，乃本书的一大亮点，为读者正确选用外治方法指迷导津，指向领航。本套丛书共分为内科、外科、妇科、儿科、五官科、皮肤科、男科、骨伤科、肛肠科、康复科十大类 20 个分册，总计约 300 万字。其中，书名冠以"××法"，实一方为一法。希望本套丛书的出版能为广大中医、西医、中西医结合临床工作者提供一套实用外治疗法参考书。

由于时间仓促，书中难免有不足之处，盼广大读者予以批评指正，以利再版时修订完善！

庞国明

2021 年 3 月

编写说明

中医药学在中国经过几千年的发展，经历了实践的检验，行之有效，是个伟大的宝库，近年来日益被国人和全世界认可和推崇。中医的各种内外治法有着深厚的理论基础，与中医脏腑学说、经络学说有着密切的联系。中医外治法是中医学的重要组成部分，以其廉、便、效、验的特点深受群众欢迎，在治病救人、促进健康、医疗保健工作中发挥着越来越重要的作用。

近年来，在国家中医药管理局推动的中医适宜技术推广项目中，中医外治法中的针法类、灸法类、推拿疗法等安全有效、成本低廉、简便易学的中医实用技术占了相当大的比重。因此，普及推广中医外治法完全符合时代发展要求，而此书的出版也恰逢其时。本书将会为各级临床一线医务人员尤其是硬件条件不足的基层医疗单位的医务人员提供多种可选择的外治方案，使那些"轻病""小病"不用去大医院即可"法到病除"，更好地服务患者，减轻他们的痛苦和负担，同时也可使中医外治法得到进一步的继承、发扬、完善和提高。

男科疾病是危害男性健康的疾病，目前从全国范围看，中医外治法治疗男科疾病的研究和应用，发展还不平衡。一般来说，大中城市及专科医院开展得较好，而基层还有待加强，有关男科疾病外治方法的专著目前也较少。有关男科疾病的中医外治方法散落于各种文献中，需要进行汇集和整理，以便一线医务人员和患者参阅。为此，我们编写了这部以贴近临床、方便实用为特色的介绍中医男科实用外治法的书，由于我们目前收集资料的途径有限，因此有些外治法，如民间的一些有特殊疗效的外治法没有收录。这些有待今后修订时进一步充实。

为了本书的编写，编著者们付出了大量的时间和精力，因水平所限，书中难免会有一些疏漏、不妥之处，请读者提出宝贵意见。书中所介绍的方法和药物请在专科医生的指导下使用，普通患者不要自行使用。如果本书能使从事男科专业的一线医务工作者从中获益，编著者们将备感欣慰。

编 者

2021 年 1 月

目 录

第一章

概论

第一节 男科病常用外治法

西晋时期王叔和在《脉经》中提出"精液清冷"等病名。皇甫谧《针灸甲乙经》从望五色断男子病的同时，对阴疝、阴纵、阴痿、茎中痛等多种男科病证采用针刺疗法，并已有用针刺放水治疗睾丸鞘膜积液的记载。葛洪在《肘后方》中记载了许多男科病的简易外治疗法，包括治疗男子阴卒肿痛、睾丸卒缩入腹急痛欲死、阴茎中痛不可忍、男子阴疮损烂、阴痒汗出、阴囊肿痛皮剥等的单方验方，皆简便实用。如引《梅师方》"外肾偏肿疼痛，大黄米和醋涂之""男子阴疮损烂，煮黄柏洗之"。

明清时期，男科肾学说的理论蓬勃发展，新的疗法如雨后春笋。清代吴尚先所撰《理瀹骈文》是我国第一部外治法专著，详细介绍了治疗水肿有"开鬼门法""坐药法""贴膏药法""药饼铺脐法"等。

男科疾病有性功能、精液、阴茎、睾丸、阴囊、乳房、泌尿等方面的特殊病变，因此，临床上有许多常用的治法，选方用药有其特殊的规律，必须注意掌握。男科病的治疗方法除内服药物治疗外，还有药物外治法、针灸、食疗、推拿按摩、心理治疗等都可以在临床结合具体病证选择应用。治法为病证而设，应随着病证的变化而变通。

一、主要治疗原则

1. 补肾阳

温补肾阳法能补肾阳之不足，益命门火，振奋机体阳气，消除全身虚衰及性功能低下等征象，是男科病治疗中最常用的治法之一。肾阳为一身之元阳，为人体阳气之根，肾阳不足，命门火衰可形成阳痿、天宦、阴茎短小、睾丸萎缩、精液清冷、不射精、阴缩、阴冷、色厥、房劳眩晕、房劳少腹痛、早秃等病证，临床常用温补肾阳法治疗。常用代表方剂有金匮肾气丸、五子衍宗丸、右归丸、龟鹿二仙膏等。在运用温补肾阳法时要注意，肾阳不足亦可伴有脾阳不足，如男子更年期综合征等，因而在温肾的同时亦要温脾。凡因先天禀赋不足，或年老自衰或大病重病所致的肾阳虚之男科病，其病势和缓，病程较长，临证常以膏丸之剂，以平补、缓补之法，久服以奏效。此外，温补肾阳不能太过，否则会导致阳亢为病。

2. 滋肾阴

滋补肾阴法能壮水之主，补肾阴之亏虚，恢复机体阴液之不足。肾为先天之本，主藏精气，是人体生长发育和生殖功能的根本。若机体肾精亏耗、肾阴不足时，就会发生精少、不射精、房劳头痛、房劳眩晕、乳病、癃闭、早秃、腰痛等病证，治疗上多从补益肾阴着手。古代医家有"乙癸同源"之说，肾阴不足多伴有肝阴缺乏，如乳病、早秃等多为肝肾阴虚所致。因此，治疗时要滋补肝肾之阴，乙癸同治。补肾是临床重要治法，尤以儿童发育障碍、脏腑久虚难复、人体早衰或自衰过甚等证，常可以补肾而获效。

3. 补益肾气

补益肾气法具有补肾气衰弱、加强肾气固摄作用的功能。肾主藏精，赖肾气以固密，肾气虚衰则精关不固，膀胱气化排尿功能失常，常可见遗精、早泄等病证。治疗当从补益肾气着手，对遗精等除补益肾气以治其本外，还要收涩止遗以治标。

4. 滋阴降火

滋阴降火法能滋补肾阴之亏虚，敛降上炎之虚火，恢复肾之阴阳平衡；或通过滋补肾阴，敛降亢盛之心火，阴平阳秘，精神乃治。肾阴不足，阴不敛阳，则虚火上炎；肾水不足，不能上济于心，则心火上炎，可形成强中、遗精早泄、血精、不射精、淋证、房劳动血、男子更年期综合征等病证，治疗上多从滋阴降火着手。滋阴降火法在运用时又有壮水降火、交通心肾、滋阴潜阳之别。

5. 疏肝理气

疏肝理气法具有疏通气机开阖、疏浚经络气血、调节情志活动的功能。肝主藏血，其性喜条达。若肝气平和则气机调畅；若有忿郁，肝气郁结则肝失条达，则可形成阳痿、气疝、乳疬、输精管结扎术后综合征、男子更年期综合征等。临床常以疏肝理气法进行治疗。

6. 清肝泻火

清肝泻火法具有清泻肝胆及肝经火热的作用。肝体阴而用阳，血为阴，气为阳。若因情志不畅，忧怒伤肝，肝气郁结，郁而化火，肝火炽盛，或灼伤血络，或扰动精室或下陷厥阴，则发生乳衄、乳发、遗精、阴缩、更年期综合征等病证，临床常以清肝泻火法治疗。

7. 温肝散寒

温肝散寒法有温散肝经寒邪，透达阳气，促使气血畅流之效。肝之经脉络阴器，若因寒邪侵袭，寒滞肝经，阳气被郁则可形成寒疝、阳痿、阴冷、输精管结扎术后综合征等病证，常用代表方剂有暖肝煎。对寒湿凝聚所致的寒疝除湿散寒邪外，尚需加健脾利湿之品；对寒邪凝结气血所形成的乳癖、睾肿等，在温散寒邪同时还要需加软坚散结之品。

8. 补益心脾

补益心脾法具有补养心血、安神定志、健脾益气之效，主要针对心脾虚损、气血生化不足所致的阳痿、不射精、房劳眩晕、早秃等病证。常用代表方剂有归脾汤、人参养荣丸等。临床应用时，对以脾气虚弱、中气下陷为主所致的早泄、膏淋、精浊、癃闭，则用补中益气汤。脾为后天之本，脾胃健旺，则方药能受，药力能行，水谷精微亦能转输布散，阴精阳气、津液气血能够化生，则诸证易复，故临证常须顾及脾胃。心主神志，大多数男科病与情志因素有关，因此，养心血、安神志亦属必要。

9. 活血化瘀

活血化瘀法有促进血行、消散瘀血之效，主要针对瘀血阻滞所致的阴囊血肿、茎中痛痒、睾丸疼痛、强中阳痿、腰痛、输精管结扎术后综合征等病证。气为血之帅，气行则血行，气滞则血瘀。故活血化瘀时常需配伍一些理气的药物，以加强活血祛瘀止痛的作用。另外，血得温则行，得寒则凝，故活血祛瘀亦需配伍一些温经散寒的药物，以加强温散活血的力量。

最后，男科之瘀血多为瘀血阻滞经络，导致阴茎络脉不能充盈或畅流，故亦需适当配伍透络之药。

10. 清利湿热

清利湿热法具有清利肝胆、膀胱、肝经、下焦湿热的作用，主要针对湿热下注所致的子痈、肾囊风、淋证、精浊、尿浊、下疳、阴肿、阳痿、遗精、输精管结扎术后综合征等。临床应用清利湿热法时，要区别湿热蕴积的脏腑和部位，施以不同的方药。此外，对湿热所致病证，要分析是热重于湿、湿重于热或湿热并重，对热重于湿者，可在上述方剂中酌加黄柏，对湿重于热者，可用五苓散加味，对湿热并重者，可用三仁汤加味。又有湿热久积酿成热毒者，可在清利湿热时酌加败酱草、板蓝根、蒲公英等。

11. 涩精止遗

涩精止遗法具有固精止遗作用，主要针对肾虚失藏，精关不固所致遗精、早泄、小便夹精等。涩精止遗法为治标之法，仅在治疗肾虚滑泄时配合应用。如病因未清，治不求本则不易取得远期疗效。

二、常用外治法

男科疾病中，有相当一部分属于外科性的疾病，治疗时必须内外相互结合，才能达到目的。男科常用外治法如下。

1. 灌肠法

中药灌肠疗法，是把中药药液灌注于直肠而治疗疾病的一种给药方法。其作用机制，一般认为有以下两点：其一，局部作用。当直肠用药时，病位在直肠或乙状结肠及其附近脏器者，药物可直达病所，使药物高浓度作用于病灶，有利于组织修复。其二，肠道吸收作用。由于肠壁组织是一种具有选择性吸收与排泄的半透膜，并且具有较强的吸收能力，在直肠给药时，药物可溶于直肠分泌液中，透过黏膜而被吸收，然后通过不同的传输途径进入人体循环，发挥药物的治疗作用。灌肠疗法在男科主要用于治疗慢性前列腺炎、前列腺增生、勃起功能障碍、性欲冷淡等疾病。该法的选方用药原则与内服法基本相同。

2. 坐浴法

坐浴是指坐在热水或热的药液中进行浴泡。水温以患者能耐受为度。每次坐浴时间为 20~30 分钟。如用药液坐浴，其方法是把药物放入一定量水，将煎取的药汁放入大盆中或其他坐器中（药液以能淹没会阴部为准）进行浴泡（水温较高时可先熏洗）。这是男科最常用的一种物理疗法。本疗法的作用机制主要是通过温热效应把药物渗入皮肤，从而达到治疗之目的。主要用于治疗慢性前列腺炎、前列腺增生症、尖锐湿疣、生殖器疱疹、阴囊湿疹、勃起功能障碍、慢性睾丸炎、附睾炎等。治疗前列腺炎、前列腺增生，常选苏木、红花、红藤、延胡索、败酱草、川芎等；治疗勃起功能障碍常用蛇床子、淫羊藿、仙茅、川芎等；治疗阴囊湿疹常用枯矾、苦参、黄柏、苍术、五倍子、黄连等；治疗尖锐湿疣、生殖器疱疹常用木贼、蛇床子、野菊花、大青叶、板蓝根、大黄、生牡蛎、明矾等。使用时应注意药液的温度不宜太高，以皮肤能忍受为度。

3. 熏洗法

熏洗法，即将药煎煮后过滤去渣，倒入盆或罐或杯子中，然后把病变部位放于其上熏蒸，待药液温度降至能忍受时，再用药液洗患处。此法借助药力与热力来达到治疗目的。药温有助于药物渗透。该方法是男科较常用的一种物理疗法，它作用直接，具有抗炎消肿、抗病毒、改善局部血液循环作用。该法以洗为主，熏为次。它主要用于治疗包皮龟头炎、生殖器疱疹、尖锐湿疣、阴囊湿疹以及缩阳症。熏洗疗法的选药常据男科疾病的不同而有差异。治龟头包皮炎常用清热解毒燥湿的药物，如苦参、金银花、连翘、明矾、冰片、土茯苓、野菊花等。治疱疹、尖锐湿疣一般多选大青叶、川椒、板蓝根、木贼、蛇床子、生牡蛎、明矾等。治阴囊湿疹常用清热燥湿解毒之品，如黄柏、苍术、枯矾、苦参等。治缩阳症多用温阳理气的药物熏洗，如制附子、吴茱萸、肉桂、荔枝核等。对于阴囊阴茎象皮肿，常选祛湿通络的药物熏洗，如威灵仙、土牛膝、生薏苡仁、赤小豆、五加皮、血见愁等。要注意药液温度不能太高，刺激性较大的药物要少用或不用。

4. 热熨法

所谓热熨法，是把药物和适当的辅料经过加热处理后敷于患处或腧穴，以使药物借助于温热作用迅速渗入病变部位而治愈疾病的一种方法。热熨法根据疾病性质、选材的不同，又分为药物热敷熨和物理热敷熨。

（1）药物热敷熨

①药包热敷熨：将药物在砂锅内炒热，用布包裹，贴敷患病部位或穴位。每次热敷时间不应超过 30 分钟。每日 1~2 次。如用一些温阳理气、散寒开窍的中药——附子、吴茱萸、干姜、肉桂等，炒热外敷脐、中极、关元等穴，可治疗阳痿、缩阳、不射精、前列腺增生所致尿潴留、前列腺炎等。

②药饼热敷熨：把药物研极细末，加入适量面粉做成饼状，或蒸或烙；或用面粉蒸饼，将药物细末置放热饼之上，贴敷病位或穴位，凉后即换。

③药末热敷熨：将选定的药物共研细末，或将所选用的药物捣烂，直接置放于病变部位或相应穴位。如将吴茱萸、附子等研末敷神阙穴，可治疗缩阳、阳痿、阴部寒冷等病证。

④药液热敷熨：熬煮药物，用纱布蘸取药液，直接敷于患病部位。如用清热解毒燥湿的黄连、黄柏、苍术、苦参、枯矾、白鲜皮等，水煎后用纱布蘸取药液外敷患处，可治疗阴囊湿疹、包皮龟头炎、尖锐湿疣等。

⑤药渣热敷熨：把药物熬煮，去汁存渣，或取内服药后的药渣，热敷于患处或相关穴位。如用一些温经散寒、活血通络的药物煎煮的药渣热敷会阴穴或少腹部等处，可治疗慢性前列腺炎、前列腺增生、睾丸疼痛等病证。

（2）物理热敷熨：热水袋敷熨即把热水直接注入水袋内，水量不要超过热水袋的 2/3，然后把多余的空气排出，拧紧盖子，直接贴敷于患病部位，可治疗慢性前列腺炎、前列腺增生症等。或以其他物品如沙子、铁末等，放入砂锅中炒热，以人能忍受为度，敷于相关部位。

5. 脐疗法

所谓脐疗是指采用各种药物或非药物疗法（如灸）直接作用于脐来治疗疾病的一种方法。如上面所谈的热敷熨法，通过脐来治疗疾病的，亦可称脐疗。该疗法男科运用较为普遍。脐又称神阙穴，为任脉穴，与肾气相通。而肝肾同源，许多男科疾病和肝肾有关。脐疗的方法较多，可归纳为三种基本方法，即加热源、药物上加热源、药物直接应用。所选药物多为温热辛散之品，如附子、吴茱萸、桂枝、艾叶、小茴香、硫黄、麝香、胡椒、生姜、大葱等。脐疗具有温阳散寒，理气通络之功效，主要用于治疗勃起功能障碍、性欲淡漠、遗精、早泄、慢性前列腺炎、前列腺增生所致尿潴留等。

6. 涂擦法

涂擦法，是直接将药物或将药物与相应的基质混匀，涂擦于患处或相关穴位，使药物直接渗入而治疗疾病的一种方法。涂擦的药物，可以是浓煎剂、浸膏、提取液、粉剂或与基质的混合剂。适用于病变部位较表浅的男科病，如阴囊湿疹、生殖器疱疹、尖锐湿疣、包皮龟头炎、阴茎结核、阴茎异常勃起、早泄等病。涂擦法的选方用药，主要根据疾病性质而定，同时要考虑药物的渗透性。如急性睾丸炎、附睾炎，选用金黄散等；阴囊湿疹选用清利湿热、解毒燥湿的药物，如苦参、滑石、炉甘石、蛇床子、地龙、黄柏、黄连、苍术、枯矾等。

7. 中药离子透入法

中药离子透入法，是把传统中药与现代科学技术相结合，而产生的一种新疗法。在男科主要用于前列腺疾病与性功能障碍。其机制为电流使电极板下浸有中药药液的纱布垫释放中药离子，并定向导入病变部位及有关穴位，根据经络传变原理直接或间接导入病变部位。选药原则与内服药基本相似。其方法为首先把药物煎成药液，然后在药物离子透入机的协助下，发挥治疗作用。

第二节　外治法的作用机制

中医外治与内治法一样，均是以中医的整体观念和辨证论治思想为指导，运用方剂配伍理论和经络学说，通过各种不同方法将药物施于皮肤、孔窍、腧穴等部位，以发挥其疏通经络，调和气血，解毒化瘀，扶正祛邪等作用，使不平衡的脏腑阴阳得以重新调整和改善，从而促进机体功能的恢复，达到治病的目的。中药外治法治疗男科疾病，如遗精、早泄、阳痿等，常使用温阳、滋阴、益气、活血等药物，以敷脐或热熨肾俞穴的方法，通过药物的吸收和局部刺激发挥治疗效应，其作用原理包括直接作用和间接作用。

直接作用是指药物透过皮肤、孔窍、腧穴等部位直接吸收，进入血脉经络，输布全身，以发挥其药理作用。如常用的敷脐疗法，即药物施于脐部，气味入血，通过血脉行遍全身，发挥药理效应。而脐部无皮下脂肪，表皮角质层较薄，脐下双侧有腹壁下动脉和静脉及丰富的毛细血管网，故药物易于穿透、弥散而被吸收。

间接作用是指药物对局部的刺激，通过经络系统的调节而起到纠正脏腑阴阳气血的偏盛偏衰，补虚泻实，扶正祛邪等作用以治疗疾病。它首先表现在药物施于体表、腧穴、孔窍等，对局部产生一定的刺激，可通过经络将这一刺激信息传入内脏或至病所，发挥调节或治疗作用。其次是促进药物直接治疗作用的发挥。这是因为中药外治除了施药外，还有辅助的温热刺激、化学刺激和机械物理刺激等，以加速血液循环，促进药物的渗透、吸收和传播而增强全身效应。药物对体表某一部位的刺激，可通过反馈原理将刺激传入人体内相应的部位，而起到治疗效应。

第三节　提高外治法临床疗效的思路与方法

一、辨病与辨证相结合

辨病与辨证相结合，是男科临床治疗常用的一种方式。它以病为主体，在中医整体观念和辨证论治思想的指导下，对疾病发展、变化及不同阶段的表现，以证为治，从而可以提高疗效，便于有效方药筛选和新的治疗技术的创立，便于大规模推广应用，从而为更多的患者服务。

　　辨病与辨证结合的关系，要全面、正确、灵活理解，切不可片面机械。一要防止重辨病，而忽视辨证，即辨病后机械性化分几个证型，制定相应协定方药，对号入座，从而忽略了疾病变化的特殊性。如男性不育，在明确诊断后，划分为肾精亏虚证、肾阳不足证、湿热下注证、肝气郁结证等多个证型，每个证型均有相应方药。但不同患者同一证型也有着一定差异，或兼瘀证，或兼痰证等，故在用药上仍有区别，仍需辨证治疗。但同时也不要把辨证复杂化，搞得变化莫测，不可捉摸，难以掌握运用。二要防止只强调辨证而忽视辨病，这样不能把握疾病变化的一般规律，使治疗缺乏针对性。譬如慢性前列腺炎，尽管它在临床上有许多证候表现，如湿热下注、肾精亏虚、瘀血内阻等，选用的方药有差异，但它们有共同的病理表现：炎性细胞浸润、腺管阻塞等，即有"瘀阻"，故均可在相应的方药中加入活血通络之品，从而可提高疗效，缩短疗程。所以在辨证时，必须明确诊断即辨病。同时，在辨证时不能为现代病名所束缚，要放开思维，正确采用中医理论进行辨证治疗。如慢性附睾炎，临床上寒凝瘀阻证颇为常见，若囿于"炎"字，大量采用清热解毒之品，如金银花、连翘、黄连、黄芩、黄柏等苦寒之品，就达不到预期疗效，甚至使病情加重。

　　在科技迅速发展的今天，应赋予中医的辨证新的内容，不能局限于传统的"四诊"，要积极采用现代科技成果，借鉴现代诊疗技术，使宏观辨证延伸到微观领域，以提高临床诊疗水平。如有些不育症，临床并无症状，只有通过精液分析，方可知精子质量和精液状况，若精子活动力低下、精子活率较差，根据"阳气"的生理特点，可以按"阳虚"论治；若精液不液化，可按"阴虚火旺"或"痰瘀交阻"治疗。在辨病用药上应在立足于辨证用药的前提下，借鉴现代药理研究或有关临床研究成果进行选药，做到有的放矢。如肾虚勃起功能障碍，因性激素水平低下者，宜选用可以改善内分泌，提高性激素水平的药物，诸如蛇床子、巴戟天、肉苁蓉等。男性免疫性不育症，在辨证用药的同时，应适当选用药理研究证实能够抑制免疫反应的药物，如生地黄、赤芍、泽泻等。总之，辨证与辨病相结合，是现代中医发展的需要，是辨证论治原则更高的表现形式。辨病是辨证的前提和基础，辨证是对疾病发展变化不同阶段表现的本质的把握，二者只有密切结合，才能相互补充，取长补短，从而提高临床疗效。

二、注意治法的选择

随着中医男科学的深入发展，治疗男科病的方法也多种多样。传统治法多从补肾入手，补多泻少，现代依据男科病发生的机制，已突破过去重补定式，或从肝、从脾、从肺论治，或从痰瘀着手等。临床治疗要以提高疗效、缩短疗程，无明显毒副作用为基本原则，灵活选用各种治法。药物外治法包括热敷熨、熏洗、坐浴、中药离子导入、肛门用药等多种。据统计，外治法治疗男科疾病达20余种，如勃起功能障碍、前列腺增生症、慢性前列腺炎、阴囊湿疹、生殖器疱疹、尖锐湿疣、睾丸附睾炎、龟头包皮炎等，并且均有较好的疗效。针灸疗法包括针刺、艾灸、耳针、电针、穴位注射等多种方法，可治疗的男科病达20余种，如勃起功能障碍、不射精、慢性前列腺炎、睾丸炎、附睾炎、男性更年期综合征等。治法的选择，还要根据疾病性质，单种或多种治法联合应用或先用中西医结合疗法，如尖锐湿疣，以局部处理为主，在使用激光、微波等物理疗法切除疣体的同时，若同时在基底部注射一定量的干扰素，并配以清热解毒中药外洗，可明显提高疗效，缩短疗程，尤其是能使其复发率明显降低，这一点已被研究证实。对功能性勃起障碍，在辨证应用中药的同时，配以针灸，可明显提高治疗效果。慢性前列腺炎，常采用综合治法，即内外兼治，综合调理，比单用一种疗法，疗效要理想得多。另外，随着科技发展和对男科疾病研究的不断深入，许多科技成果引入男科领域，开发研制了一些疗效确切，使用方便，无明显毒副反应的新型治疗设备和技术，如前列腺炎超声治疗仪、微波治疗仪、激光治疗仪以及前列腺增生症经尿道电切术或激光电切术等，也应根据患者的具体病情和体质状况，加以选择使用。

三、注意调养与护理

男科疾病直接涉及人类的性与生殖问题，由于性知识的缺乏，人们往往是"谈性色变"。男科疾病患者，因受社会、家庭和个人种种因素的影响，多存在特殊的心理状态。他们或自责、内疚，或恐惧不安，或心情抑郁等，这些都为临床治疗带来了一定困难，所以男科病的调养和护理就显得极为重要。

第四节 应用外治法注意事项

中医重视整体观念和辨证论治，这是中医治病的根本原则。辨证论治是中医的精华所在，正如《素问·至真要大论篇》"谨守病机，各司其属"之意，它体现了同病异治和异病同治的特点。《圣济经》中载："治病之道，必观其态，必问其情。以察存亡得失之意。"因此，应用中医外治法一定要把握好不同外治法能产生的不同治疗作用。中医男科常见疾病不仅有全身症状，更有明显的局部症状，且多是以局部病变为主，其主要矛盾在局部，而整体的功能改变退为次要矛盾，这是与内科治疗最大的区别。但疾病的发生又绝不是单纯的局部病变，而是与脏腑、经络、津液、气血有着密切的联系，所以要从人体的整体出发，进行辨证论治。在男科疾病的应用外治疗法的过程中，在做出局部诊治的同时，整体诊治也包括在内，最终由多种诊治途径共同得出结果。

男科使用外治法应注意以下几点。

（1）阴茎、阴囊部疾患，可用中药煎出液或浸出液浸透纱布后湿敷患部或乘热熏洗，以利于炎症吸收，促进局部血液循环。

（2）睾丸、附睾、阴囊等部位疾患，在治疗期间，可用阴囊托兜起阴囊。急性期者，可给予冷敷，以减轻充血、水肿、疼痛。慢性期者，可给予热敷。保持阴囊清洁、干燥，减少感染。

（3）由于手淫、房事过度而发病者，应戒除手淫，并停止房事一段时间，以利康复。

（4）嘱患者，晚上睡前可用温水浸泡足部，养成侧卧习惯。睡觉时不得将手置放在外生殖器部位。

（5）医生检查、治疗前列腺疾患时，手法要轻柔、和缓，按摩用力不宜过大，时间不宜过长，次数不宜过频。在急性期，禁忌按摩。

第二章

临床应用

第一节　遗精

遗精是指在无性交活动、无手淫的情况下，精液自尿道口自行泄出。男性青少年、成年未婚或婚后长期没有正常性生活的男性，每月发生 1~2 次甚至 3~4 次遗精属正常现象，如频繁发生遗精或稍有刺激、色情意念即发生遗精者则为病态。西医学认为遗精只是某些疾病的一个临床症状。

中医学将遗精一病也称"失精""精时自下""梦泄精""梦失精"等。在睡眠中因梦而遗者称"梦遗"；无梦而遗，甚至清醒时精液遗失者称为"滑精"。

1. 临床表现及诊断

（1）症状：青年男子遗精次数频率达到每周 2 次以上，或已婚男子在正常性生活的情况下仍经常遗精，甚则在清醒状态下精液遗泄者，同时伴有精神、神经症状，如失眠、多梦、记忆力减退、精神不能集中，头晕耳鸣，甚则出现阳痿、早泄等症状。

（2）体征：应注意有无包皮过长、有无包皮龟头炎等，如怀疑有前列腺炎和精囊炎，应行直肠指诊检查前列腺和精囊的大小、质地、表面光滑情况，有无压痛、有无结节，并取前列腺按摩液行常规检查和细菌学检查。

（3）实验室及影像检查：如怀疑有后尿道炎及精囊炎，则应行膀胱尿道镜检查，必要时可行活组织检查。

2. 中医分型

本病初期及青壮年患者以实证或虚实夹杂为主；年老体衰，或遗精频繁，日久不愈，甚则形成滑精不固，多属虚证。

（1）心肾不交型：心悸，失眠，健忘，多梦，梦则遗精，伴心中烦热，腰膝酸软，头晕耳鸣，精神不振，口舌生疮，小便短赤。舌尖红，脉细数。

（2）湿热下注型：遗精频作，多有梦遗，或无梦而遗，小便混浊，淋涩不畅，阴部潮湿或痒，口苦咽干，心烦少寐，大便不爽，或胸闷泛恶，纳谷不香。舌红，苔黄腻，脉濡数。

（3）精关不固型：遗精频作，腰膝酸软，头晕耳鸣。肾气虚不能化阴，阴虚火旺可兼见五心烦热，潮热盗汗，颧红咽干，阳强易举，心悸少寐，舌红少苔，脉细数。肾气虚不能化肾阳，可兼见畏寒肢冷，精神萎靡，倦卧嗜睡，阳痿，早泄，夜尿频多，五更泄泻。舌淡胖、边有齿痕，脉沉弱。

（4）心脾两虚型：梦则遗精，心悸怔忡，胸闷气短，面色无华，自汗出，少气懒言，神疲乏力，纳差，腹胀，大便溏薄。舌淡，苔薄，脉弱。

（5）君相火旺型：遗精频作，少寐多梦，梦中遗精，伴有心中烦热，头晕目眩，精神不振，倦怠乏力，心悸不宁，善恐健忘，口干，小便短赤，舌质红，脉细数。

一、药物外治法

（一）膏药疗法

🥣 处方 001

新兴海马万应膏：海马、当归、熟地、淫羊藿等。

【用法】外用，将膏药烤热后贴在关元穴或神阙穴，每日更换 1 次，6次为 1 个疗程。如有剩余膏药粘在皮肤上，可将膏药袋撕开，用内面粘下残留在皮肤上的膏药。

【适应证】肾精不固型遗精。

【出处】邱天道.《新兴膏药应用指南》军事医学科学出版社.

🥣 处方 002

生地、白芍、川芎、当归、麦冬、黄柏、知母、黄连、栀子、炮姜、山萸肉、牡蛎各等量。

【用法】麻油熬，黄丹收，贴于肾俞穴处。

【适应证】本方主治君火亢盛，心阴暗耗，心肾不交所致遗精。

【出处】李湛民，温梦春.《验方·新法治百病丛书·男性病》辽宁科学技术出版社.

🥣 处方 003

二子茯苓龙骨膏：菟丝子、韭菜子、茯苓、龙骨各等量，黄丹适量。

【**用法**】以上前 4 味用麻油熬，加黄丹收膏，备用。用时敷于肾俞穴，然后用消毒纱布覆盖，再用胶布固定。

【**适应证**】心脾两虚型遗精。

【**出处**】敏涛.《百病外治 3000 方》江西科学技术出版社.

（二）敷脐法

🥣 处方 004

五倍子龙骨生地糊：五倍子 10g，生龙骨 10g，生地 30g。

【**用法**】以上 3 味研为细末，用水调成糊状，备用。临睡前敷于脐部，然后用消毒纱布覆盖，再用胶布固定。

【**适应证**】君相火旺所致遗精。

【**出处**】敏涛.《百病外治 3000 方》江西科学技术出版社.

🥣 处方 005

四子肉桂龙骨散：葱子 10g，韭菜子 10g，附子 10g，丝瓜子 10g，肉桂 10g，龙骨 30g，麝香 0.3g。

【**用法**】以上 7 味共研细末，每次取药末适量用温开水调成糊状，备用敷于脐部，外用消毒纱布覆盖，再用胶布固定，每日换药 1 次，连用 5~10 天为 1 个疗程。

【**适应证**】精关不固之遗精。

【**出处**】敏涛.《百病外治 3000 方》江西科学技术出版社.

🥣 处方 006

五倍子 10g，黄连 10g，肉桂 10g，食盐 3g。

【**用法**】将上药共为细末，过 100 目筛。同时用温开水将神阙穴洗净，将药末适量和食醋调成糊状，敷于神阙穴上，外用胶布固定，每日换药 1 次，10 日为 1 个疗程。

【**注意事项**】用药期间禁食辛辣刺激食物，禁烟酒，内裤不宜过紧，节制房事，清心寡欲，安定神志。

【**适应证**】心肾不交型遗精。

【**出处**】《中医外治杂志》1996，（5）：27.

（三）外涂法

处方 007

五倍子、海螵蛸、密陀僧各等量。

【用法】睡前用棉花蘸药末少许，涂在阴茎头部。

【适应证】精关不固型遗精。

【出处】李湛民，温梦春.《验方·新法治百病丛书·男性病》辽宁科学技术出版社.

二、非药物外治法

（一）针灸法

处方 008

肾俞、命门、关元、气海、足三里、三阴交、太溪。若有梦加心俞，无梦加志室。

【操作】每次取 3~5 个穴位，交替使用。针刺用补法，留针 30 分钟，腹部与腰部穴位加灸。每日治疗 1 次，10 次为 1 个疗程，休息 3~5 天之后，再进行第 2 个疗程。

【适应证】精关不固型遗精。

【出处】《长沙医学院学报》2008，7（15）：34-35.

处方 009

肾俞、心俞、阴陵泉、三阴交、曲泉、会阴。

【操作】每次取 3~4 个穴位，交替使用。针刺用泻法，留针 30 分钟。每日治疗 1 次。

【适应证】湿热下注型遗精。

【出处】《长沙医学院学报》2008，7（15）：34-35.

（二）按摩法

处方 010

关元、内关穴。

【操作】按摩 2 次 / 天，15 分钟 / 次。10 天为 1 个疗程，3 个疗程后观察记录结果。

【注意事项】治疗过程中，嘱患者饮食清淡，适度运动，积极参加文体活动，生活有规律性，改善不良生活习惯。如因包茎包皮过长、尿道炎、前列腺炎等疾病引起，要及时治疗这些疾病。

【适应证】君相火旺型遗精。

【出处】《中国社区医师》2016，32（17）：102-103.

综合评按：遗精是临床上男子常见病，一般多以内服药物治疗，时间长，见效慢。从近年临床观察和有关资料看，外治法对遗精症的治疗，提出了很好的途径。本文所选诸法，具有作用速效，直达病所，而且副作用小，能缩短奏效时间。遗精，除中药外治法外，必须起居有常，适当参加体育锻炼，消除精神刺激，调整心理平衡。消除不良生活习惯，房事有节，戒除烟酒，对治疗本病有很重要的作用。

第二节　早泄

早泄是指性交时间极短，甚至勃起的阴茎尚未插入阴道或正当进入阴道或者刚刚插入尚未抽动即发生射精，且不能自我控制，以至于不能进行正常性交活动的一种疾病。本病又称为射精过早症。为男科临床常见的一种性功能障碍，既可单独为病，又可与阳痿、遗精相伴出现。

典型的早泄，诊断并不困难，勃起的阴茎尚未进入阴道即射精者便可确定。可勃起的阴茎进入阴道，究竟多长时间才算早泄往往很难确定。临床所见的许多自诉"早泄"的患者无任何异常，只是自认为性交时间不够长而已。诊断一个轻度和中度早泄，要考虑到男女双方的年龄、性欲、生育能力和性反应迟缓等因素。临证时要排除那些仅仅是对自己控制射精能力不够满意而就诊的情况。

1. 临床表现及诊断

由于性反应的快慢不同，个体差异较大，对阴茎进入阴道后多久射精为早泄，目前尚无统一的认识及可靠的资料，因此各地对早泄的临床诊断尚存在很大差异。大多数临床医生都把阴茎进入阴道后停留时间的长短作为诊断的依据。有人认为，阴茎进入阴道后，不足 1 分钟射精者，就可诊断为早泄。还有人以阴茎进入阴道后抽动的次数为标准进行诊断，认为不足 15 次者为早泄。有人认为性交中不能适当控制射精者为早泄。美国性病专家玛斯特斯博士和心理学家约翰逊博士认为，男女性交时，男子不能控制足够的时间就发生射精，以至于使性功能正常的女子至少在 50% 的正常性交活动中得不到性满足即可诊断。Lopiccolo 氏认为，性交时，阴茎如有能力进入阴道，并维持 5 分钟以上就属正常。我国学者吴阶平认为，壮年健康成人，性交时间能维持在 2~6 分钟内射精，或更短的时间，仍属正常；张宝兴认为阴茎进入阴道后抽动时间不大于 5 分钟发生射精，称之早泄。

2. 中医分型

（1）肝经湿热型：临床表现为性欲亢进，交合则泄，头晕目眩，口苦咽干，急躁易怒，阴囊潮湿，小便短赤。舌红，苔黄腻，脉弦数或弦滑。

（2）阴虚火旺型：临床表现为阳强易举，射精过快，腰膝酸软，头晕耳鸣，五心烦热，潮热盗汗，颧红咽干，梦遗滑精。舌红少苔、有裂纹，脉细数。

（3）肾气不固型：临床表现为性欲减退，射精过早，腰膝酸软，阳痿遗精，夜尿频多。舌淡，苔白，脉沉弱无力。

（4）心脾两虚型：临床表现为早泄，心悸气短，失眠多梦，周身乏力，纳差，腹胀。面色㿠白。舌淡，苔白，脉细弱无力。

（5）心肾不交型：临床表现为早泄，失眠多梦，心中烦热，心悸怔忡，眩晕耳鸣，精神不振，体倦乏力，口干咽燥，小便短赤，舌红，脉细数。

（6）肝气郁结型：临床表现为早泄，精神抑郁，或焦虑不安，心烦易怒，胸闷叹息，少腹胀痛，舌红，脉弦。

一、药物外治法

（一）涂擦法

处方 011

细辛、丁香各 20g，罂粟壳 10g。

【用法】先将上述 3 味研细末，加入 75% 乙醇 150ml 密封浸泡，每日摇晃 1 次，15 天后取其滤液备用。每晚涂擦阴茎及龟头一次，并于每次同房前 5 分钟涂擦阴茎龟头。1 个月为 1 个疗程。

【适应证】心肾不交型精神行为性早泄。

【出处】《河南中医》2005，（12）：39.

处方 012

早泄玉液：冬虫夏草、麝香、五倍子、菟丝子等，经过选料、粉碎、提纯、蒸馏、精制后等步骤后，混合而成。

【用法】在行房事前半小时内，由患者本人用棉棒蘸早泄玉液擦涂于阴茎处，每日 1 次，4 周为 1 个疗程。

【适应证】心脾两虚型性欲减退，射精过早。

【出处】《中国医学创新》2012，9（20）：27.

（二）穴位贴敷法

处方 013

生附子、淫羊藿、马钱子、巴戟天、川芎、白芍、红花等。

【用法】按照药物所含成分的化学性质，将药物运用渗漉法或煎煮法进行分类提取，并加以浓缩。将提取、浓缩的药物成分与油相基质（硬脂酸、单硬脂酸甘油醋、凡士林等）和水相基质（三乙醇胺、蒸馏水）及二甲基亚砜等分别配制，并混合均匀即可。

取神阙穴，于贴药前将穴位部清洗干净，然后将 2ml 少许药膏填置于脐中，贴以胶布覆盖。每隔 2 日换贴 1 次，以 10 次为 1 个疗程。

【适应证】心脾两虚型早泄。

【出处】《中国中医药信息杂志》1997，4（9）：13.

（三）敷脐法

🥣 处方 014

五倍子 150g，煅龙牡各 50g，淫羊藿 50g，熟地黄 50g，蛇床子 50g，丁香 30g，肉桂 50g，细辛 30g，当归 30g。

【用法】将上药混合研末，装瓶中密封备用。嘱患者仰卧床上，脐部用 75% 乙醇常规消毒后，根据脐部凹陷浅深大小不同，取药末 5~8g 用食醋调和成糊状，敷于脐孔内，后用 6cm×6cm 方形胶布固封，24 小时换药 1 次，10 次为 1 个疗程。

【适应证】肾气不固型早泄。临床表现：腰膝酸软，耳鸣头昏，心情郁闷，有饮酒嗜好。面色少华，舌质淡红，舌边有齿印，苔薄黄，脉沉细无力，尺脉尤甚。

【出处】《中国民间疗法》2002，11（10）：19.

（四）熏洗法

🥣 处方 015

蛇床子 30g，五倍子、苦参、花椒各 20g。

【用法】将诸药加入冷水 2000ml，浸泡 30 分钟，煎煮 20 分钟，过滤留取 1000ml 左右备用。待温度适中时，将阴茎头置于药液中浸泡，并反复挤捏龟头 10~20 分钟。

【适应证】肝经湿热，阴虚火旺或阴阳两虚之早泄。

【出处】《南京医科大学学报》1995，15（2）：473.

🥣 处方 016

蛇床子、菟丝子、五倍子各 20g，花椒 15g。

【用法】将诸药水煎取汁 300ml，先用热气熏龟头，待药液温度降下来后浸泡阴茎。肝经湿热证、阴虚阳亢证或勃起时龟头热甚者加冰片 3g 于药液中。

【适应证】心脾两虚型早泄。临床表现：早泄，心悸气短，失眠多梦，周身乏力，纳差，腹胀。

【出处】《成都中医药大学学报》2011，4（34）：33.

二、非药物外治法

（一）按摩推拿法

🥣 **处方 017**

肺俞穴、下髎穴、肾俞穴、肝俞穴、大肠俞穴、会阴穴、关元穴、中极穴、曲骨穴、阴陵泉、神阙穴。

【操作】基本手法：患者俯卧，医者立于其左侧，左手掌根放于左侧的肺俞穴，指端向下，右手掌根放于右侧的下髎穴，指端向上，两掌上下交叉，分别推至同侧的下髎穴与肺俞穴，反复 6 遍，然后左手掌根放于左侧的下髎穴，指端向上，两掌上下交叉，分别推至同侧的下髎穴与肺俞穴，反复 6 遍。双拇指交替压颤脊柱两侧膀胱经的背俞穴，自肺俞穴压颤至大肠俞穴，各穴压颤 6 秒钟，其中肾俞穴压颤 30 秒钟。双手掌指关节分别同时在左侧的肾俞穴至下髎穴和右侧的肝俞穴至肺俞穴往返做擦法数遍，然后双手掌指关节分别同时在右侧的肾俞穴至下髎穴和左侧的肝俞穴至肺俞穴往返做擦法数遍。叠掌揉腰部两侧数分钟。双拇指重叠，点、揉腰两侧膀胱经诸穴（递进式点压 6 次，再揉 6 次，各穴反复）数分钟。用左前臂揉腰部两侧 4 数分钟。拇指颤、揉会阴穴（压颤 6 次，揉 6 次，反复 3 遍）点太溪穴 30 秒钟。患者仰卧，医者立于右侧。用食、中、无名指同时点关元穴、中极穴、曲骨穴 30 秒钟。用食、中指同时点双侧横骨穴 30 秒钟。用食、中指与拇指对颤阴茎，对颤 6 秒钟，停 3 秒钟，反复 3 遍。牵拉阴囊数次，点阴陵泉穴 30 秒钟。肾气虚者，加腰部叠掌颤、揉法，颤 30 秒钟，揉 6 秒钟，反复 3 遍腰骶部擦法，以温热感由骶部向下肢放散为度。用小指掌指关节沿小腿足三阴经做擦法，往返数遍。肾阴虚者，加腹部震颤法（医者坐于床沿，以劳宫穴对应患者的神阙穴，空掌，指端向上，前臂自然放于小腹及外生殖器上，掌与前臂同时震颤 30 秒钟，停 6 秒钟，反复 3 遍）。用小鱼际在心前区自第 2 肋间至第 6 肋间做擦法数遍。用拇指或多指在前臂沿心包经自下而上做滑压法数遍；用拇指或多指在小腿沿肾经自下而上做滑压法数遍。

每日或隔日推拿治疗 1 次，每次约 30 分钟。

【适应证】肾气虚、肾阴虚早泄。

【出处】《按摩与引导》2001，7（17）：23.

（二）针刺法

处方 018

①心俞、中极、胃俞、脾俞、肾俞、中髎、次髎；②上脘、关元、足三里、太溪、委中、三阴交、然谷。

【操作】两组穴位隔日交替针刺，在使用行针手法之后，留针半小时，每 10 次为 1 个疗程。行针手法：进针后行补泻手法，虚者补之，实者泻之，提插捻转，平补平泻法；要让患者感觉前阴有酸、麻、重、胀的感觉。

【适应证】心脾两虚型早泄。临床表现：早泄，心悸气短，失眠多梦，周身乏力，纳差，腹胀。

【出处】《中国医学创新》2012，9（20）：27.

处方 019

关元、气海、足三里、三阴交、太溪、肾俞、志室。

【操作】除太溪穴选用 0.30mm×0.25mm 毫针外，其余穴位均用 0.30mm×0.50mm 毫针。太溪直刺 0.5 寸，关元、气海、足三里刺 1.5 寸，三阴交直刺 1 寸，捻转补法，使患者局部有酸麻胀感，关元、足三里加用温针灸，每 10 分钟各穴位行捻转补法 1 分钟，留针 30 分钟。起针后嘱患者俯卧，取志室、肾俞穴，直刺 1.5 寸，得气后用温针灸，留针 30 分钟。10 次为 1 个疗程。

【适应证】肝郁气滞型早泄。

【出处】《上海针灸杂志》2003，12（22）：43.

（三）埋线法

处方 020

中极、次髎、关元、长强、命门等穴位。

【操作】用 8 号针头将医用 2 号羊肠线刺入上述穴位约 2cm 留置。于埋线后第 2 天，以手指捏住系带，持续搓捻系带和皮下羊肠线，每组操作 10 次，每日 2 组，每 3 周为 1 个疗程。

【适应证】心脾两虚型早泄。临床表现：早泄，心悸气短，失眠多梦，周身乏力，纳差，腹胀。

【出处】《中国医学创新》2012，9（20）：27.

（四）灸法

处方 021

肾俞、长强、会阴等穴位。

【操作】用点燃的艾条距离皮肤 2cm 左右，以发热不痛为度，每穴艾灸 15 分钟。

【适应证】心脾两虚型早泄。

【出处】《中国医学创新》2012，9（20）：27.

（五）隔附子灸法

处方 022

肾俞、命门、志室、脾俞穴。

【用法】隔附子灸，各五壮。一周为 1 个疗程。

【适应证】心肾不交型早泄。

【出处】《中国性科学》2004，12（13）：12.

综合评按： 早泄是最常见的男性性功能障碍之一，目前治疗早泄主要的方法有行为治疗、局部麻醉、三环类抗抑郁药、选择性 5-羟色胺再摄取抑制剂、外科手术、中药等，然而至今尚无一种治疗早泄的方法为 FDA 所认可，因此寻找既安全又有效的早泄治疗方法，始终是男科医师面临的难题。临床实践证实，中医外治法配合行为疗法能有效延长阴道内射精潜伏期，改善患者性功能，能够有效治疗早泄。中医外治法安全、无副作用，与行为疗法相结合，较单纯行为疗法而言，治疗的效果更好，疗程较短，患者更乐于接受。

第三节　不射精

　　不射精是指成年男子在性活动中有正常的性兴奋和阴茎勃起，能持续足够长的时间，但性交中达不到性高潮，无精液射出的一种病证。又称为射精不能、射精障碍。

　　中医文献中无此病名，多将其归入"阳强""不育""精不泄""精闭"等范畴。

　　1. 临床表现及诊断

　　（1）症状与体征：性交时阴茎尚能勃起，能维持较长时间，但无性欲高潮和射精快感，亦无精液排出，停止性交阴茎即萎软。功能性不射精，虽在性交过程中无射精，但有梦遗现象或手淫时有精液排出。器质性不射精在任何情况下均无精液泄出。原发性不射精是指性交中从未有过射精。继发性不射精是原来性交时有射精，后因某种原因而致不射精。

　　（2）实验室及影像检查：①输精管道的放射线检查：输精管道的放射线检查对确定精道机械性梗阻及先天性输精管道畸形颇有价值。从放射线的角度可将输精管道大致分为三个部分：a. 附睾和输精管；b. 输精管和精囊；c. 尿道及附属物。②尿液检查：性交后取尿液进行检查，寻找尿液中是否混有精子，或进行果糖测定，以排除膀胱颈松弛而致的逆行射精症。③B超：可了解精囊有无扩张或缺如。④CT扫描检查：对于可疑因颅内病变所致的不射精症，应做头颅CT检查，以确定病位及性质。对于怀疑有腰椎、胸椎、骶椎病变的患者，应做椎管造影术或CT扫描，以明确诊断。

　　2. 中医分型

　　（1）肝气郁结型：临床表现为交而不射，性欲减退，胸胁少腹胀痛，情志抑郁，嗳气，善太息，可有梦遗或手淫时射精，常随情绪的波动而减轻或加重。舌质淡红，苔白，脉沉弦。

　　（2）瘀血内阻型：临床表现为阴茎勃起色紫黯、刺痛，交而不射，常有阴部胀痛不适或胸腹满闷，性情急躁。舌质紫黯，边有瘀点或瘀斑，脉沉细涩。

（3）肾精不足型：临床表现为性欲减退，阴茎勃而不坚或交而不射，伴有腰膝酸软，头晕耳鸣，健忘多梦，发堕齿槁。舌淡，脉沉。偏阴虚可见五心烦热，潮热盗汗，遗精。舌质红，苔少，脉细数。偏阳虚见畏寒肢冷，小便清长，或勃起不坚，甚则阳痿；舌淡，脉沉迟。

（4）湿热蕴结型：临床表现为阴茎勃起，久交不射，可有遗精，伴脘腹胀满，纳差，小便短赤，阴囊潮湿，四肢沉重乏力。舌红，苔黄腻，脉滑数。

（5）心火独亢型：临床表现为性欲亢进，阳强易举，每欲交合，精难射出，心烦易怒，不寐。时有梦遗失精，口舌生疮。舌质红，脉弦细数。

一、药物外治法

（一）隔药灸法

🥣 处方 023

王不留行 20g，路路通 10g，淫羊藿 15g，川椒 10g，附子 10g，麝香 0.1g，生姜 5~10 片，艾炷（如黄豆大）21 壮，麦面粉适量，食盐 30g。

【用法】先将麝香、食盐分别研细末，分放待用，次将其余诸药混合研成细末另备用。嘱患者仰卧床上，首先以温开水调麦面粉成面条，将面条绕脐周围一圈，内径约 4~6cm，然后填满食盐略高。

出面条 1~2cm，接着取艾炷放于盐上点燃灸之，连续灸 7 壮之后，把脐中食盐去掉，再取麝香末 0.1g，纳入患者脐中，再取上药末填满脐孔，上铺生姜片，姜片上放艾炷点燃，频灸 14 壮，每隔 3 天灸 1 次，连灸 7 次为 1 个疗程。

【适应证】肾精不足型不射精。

【出处】《甘肃中医》1991，4（3）：29.

（二）敷脐法

🥣 处方 024

麝香 0.3g。

【**用法**】将麝香敷于患者脐心。

【**适应证**】各型不射精。

【**出处**】王琦.《王琦男科学（第二版）》河南科学技术出版社.

二、非药物外治法

（一）针刺法

🥄 处方 025

三阴交、关元、曲骨、肾俞、八髎、白环俞等穴。

【**操作**】①针关元、三阴交，留针 20 分钟；加曲骨穴针刺（刺前先让患者排尿，注意勿刺伤膀胱），使针感传至阴茎、会阴后起针。②针肾俞、八髎、白环俞，留针 20 分钟。每日治疗 1 次。以上两组穴交替使用，10 次为 1 个疗程，疗程间休息 4~7 日。

【**适应证**】肾精不足型不射精。

【**出处**】《中国民间疗法》2001，9（11）：7.

🥄 处方 026

①肾俞（双）、次髎（双）、太溪（双）；②关元、归来（双）、三阴交（双）、太冲（双）。

【**操作**】以上两组穴位每日交替使用，针刺时多以平补平泻法，腹部穴位针刺时，可上下提插以获得向前阴部的针感为佳。次髎穴针刺时力求有向前阴部放射的麻感。上法 10 次为 1 个疗程，每疗程间休息 2~3 天。

【**适应证**】肾精不足型不射精。

【**出处**】《四川中医》2003，6（21）：79.

🥄 处方 027

三阴交、曲骨、关元、命门、秩边等穴位。

【**操作**】用温补法，即进针后，在行针得气基础上，以慢插轻提，小角度捻转运针为主，针刺秩边穴时，针感应传到会阴部，要有温热感，留针 30 分钟。

【**适应证**】肾精不足型不射精。

【出处】《生殖医学杂志》1995，4（2）：76.

✤ 处方 028

①主穴大赫或中极，配穴蠡沟、太冲；②主穴涌泉，配穴曲骨、三阴交。

【操作】有勃起困难或举而不坚者加次髎；伴有焦虑不安、少寐多梦、精神负担过重者加风池、内关。两组交替，每日 1 次，针刺涌泉穴应达到全身发热、出微汗的效果。并嘱患者自行搓揉睾丸、阴茎两侧毛际处和点揉会阴穴，每日 2 次，每次 30 分钟。

【适应证】肝气郁结型不射精。

【出处】《中医杂志》1990，31（4）：38.

（二）针刺配合电针

✤ 处方 029

主穴：①神庭、百会、气海、关元、中极、阳陵泉、太冲；②大椎、肾俞、次髎、三阴交。配穴：水道、归来、会阴。

【操作】手法：以轻提插手法使针感从关元、中极穴直达阴茎或龟头，肾俞、次髎穴达太溪穴为佳。电针：使用电子穴位测定治疗仪，脉冲频率选择 60 次 / 分，于气海至中极，肾俞至次髎导出导线，留针 24~30 分钟，两组主穴交替使用，1 日 1 组，每日针刺 1 次，10 次为 1 个疗程，最长不超过 3 个疗程。

【适应证】肾精不足型不射精。

【出处】《上海针灸杂志》1992，8（6）39.

（三）电按摩

✤ 处方 030

电按摩器治疗。

【操作】电按摩是一种行为疗法。当患者在清醒状态下通过电按摩目睹精液有节律的射出时，体验到从未有过的快感，积压多年的悲观失望情绪顿时烟消云散。通过性教育及电按摩大都可以过渡到性交自然排精。电按摩诱发射精时间，一般数分钟，最长一小时。个别病例反复使用数月始奏效。

【适应证】心肾不交型不射精。

【注意事项】在治疗过程中，并非都是一帆风顺，有的发生晕厥，有的龟头黏膜擦破，有的不能耐受电按摩之强刺激，有的频频排尿，掌握不当，仍然不会成功。以下几点应予注意：

（1）首次治疗应由医务工作者亲自操作，或指导患者操作，切忌一开始便让患者独自进行。

（2）询问电按摩时患者的感觉至为重要，如有快感，预示将出现好的结果。当无感觉或感觉很弱，预示不易成功，不宜采用此项治疗。包皮过长患者往往难以耐受电按摩之刺激，此时应减弱刺激，逐步脱敏，并说服患者坚持治疗，则成功有望。

（3）消除患者的急躁、紧张、害羞情绪，对某些患者而言，这是治疗成败的关键。应设法让患者思想放松，注意力集中到欣赏电按摩所引起的快感，而不考虑射精，一切听其自然，既能达到顺利排精的目的。

（4）晕厥是电按摩引起的一种强烈的全身反应。患者脸色苍白，出冷汗，脉搏细弱，恶心，此时应立即停止电按摩，让患者平卧，待恢复后再行治疗。晕厥往往是成功的先兆。

（5）有的患者在门诊治疗时，由于精神紧张，屡不成功，回家使用，一用就灵，这是由于消除了环境因素的不利影响。

经性教育及电按摩射精后，绝大多数患者都能过渡到性交射精，有少数人则依赖电按摩。还有一些人在多次电按摩中仅有一次成功，也不能过渡到性交射精。

【出处】《四川医学》1993，14（9）：521.

（四）前列腺按摩

处方 031

前列腺按摩。

【操作】采用手法或性生活刺激阴茎，持续 10~15 分钟。取直径 100mm 的无菌培养皿，内置 2ml 精子洗涤液备用。患者取胸膝位或右侧卧位，碘伏消毒尿道外口，按摩前列腺体，收集前列腺液于培养皿内，混匀后置显微镜下观察，评价混悬液内精子的质量。采用上游法分离精子，根据精子的密度选择辅助生育技术的方法。精子密度 $> 10 \times 10^6$/ml，行子宫腔内人工授精（IUI）；$< 10 \times 10^6$/ml，采用卵母细胞（ICSI），女方同步接受促排卵治疗。

【适应证】各型不射精。

【出处】《山东医药》2002，42（4）：46.

（五）低频电脉冲法

处方 032

天枢、气海、关元、肾俞（右）、志室（右）、三阴交（右）、太溪（右）、足三里（右）、涌泉（左）。

【操作】使用男科疾病诊断治疗工作站对患者进行低频电脉冲治疗：将带有药膜的电极放于患者的天枢、气海、关元、肾俞（右）、志室（右）、三阴交（右）、太溪（右）、足三里（右）、涌泉（左）穴位，再将男科疾病诊断治疗工作站的输出线连接到相应的电极上，左足心涌泉为公共电极。根据患者的感觉，分别调节穴位的电流刺激强度，调节脉冲强度要慢，避免过度刺激患者，每个穴位的刺激强度以不引起疼痛的最大强度为宜。每个穴位刺激 4 分钟。患者每天治疗 1 次，每周 5 次，4 周为 1 个疗程。

【适应证】肾精不足型不射精。

【出处】《中国男科学杂志》2011，25（4）：57.

综合评按：不射精症已成为中医男科常见疾病之一，迄今为止，西医对于不射精症没有明确的治疗方案，近年来充分运用中医药优势，将中医药辨证分型与针灸、按摩、敷脐等外治疗法相结合，既疗效显著，又自然安全，在治疗不射精症的应用中有很大的发展空间。继发性不射精症大多是由于精神心理因素导致，属于功能性的只要消除患者的心理阴影就可治愈，预后好；原发性不射精症多考虑为器质性的，多由原发疾病所致，预后多较继发性差。预防本病的发生，应该注意以下几点：①调节情志，避免不良精神刺激，保持心情舒畅。②加强身体锻炼，增强体质。③饮食有节，不宜过食肥甘厚味及辛辣之品，避免使用有损性机能和易致不射精的药物。④性生活方面双方要互相理解、关心、体贴，房事时双方密切配合，不能互相责怪，防止性交中的精神过度紧张，避免过频的性生活和手淫习惯。⑤阴茎包皮过长者应尽早行手术治疗。

第四节 逆行射精

逆行射精是指阴茎勃起功能正常，性交时能达到性高潮，有射精的感觉，但无精液或仅有少量精液从尿道外口射出，部分或全部精液从后尿道逆行射入膀胱的一种病证。本病亦是引起男性不育的常见原因之一。

本病常归属于中医学的"不育""少精"等范畴。

1. 临床表现及诊断

（1）症状与体征：性交或手淫时有性高潮及射精快感出现，但尿道口无精液射出。性交后第 1 次小便混浊。

（2）病史：有无会阴部及尿道外伤史，有无下腹部和盆腔手术史，有无膀胱颈部及前列腺手术史及有无长期服用降压药史、糖尿病史等。

（3）实验室及影像检查：①果糖测定：性交后第 1 次尿液离心沉淀后涂薄片镜检，可发现大量精子果糖定性检查阳性。②膀胱造影：膀胱造影检查可以观察膀胱收缩时膀胱颈部的功能。排尿时用手捏住尿道口，阻滞造影剂流出，摄取前后位及左、右斜位的 X 射线片，可更好地显示后尿道。逆行尿道造影适用于前尿道有狭窄病变者。膀胱镜检查可发现膀胱颈口松弛、扩大，精阜与膀胱颈的距离缩短。

2. 中医分型

（1）肾气亏虚型：临床表现为性交不射精，有性高潮和射精感觉，随即阴茎即萎软，性交后小便混浊，伴性欲低下或勃起不坚，腰膝酸软，头晕耳鸣。舌淡，苔薄白，脉沉细无力。

（2）气滞血瘀型：临床表现为性交不射精，有射精快感，阴茎勃起色紫黯，或有会阴外伤手术史，伴少腹、胁肋胀痛。舌质紫黯，脉沉涩。

（3）湿浊阻滞型：临床表现为性交有快感但无精液射出，伴阴囊潮湿，小便混浊，淋沥不畅。舌红，苔黄腻，脉濡数。

非药物外治法

（一）针刺法

处方 033

关元、肾俞、太溪、三阴交、太冲穴。

【操作】取关元、肾俞、太溪、三阴交、太冲穴，其中关元、肾俞用补法，三阴交平补平泻，太冲针用泻法，1 日 1 次，10 次为 1 个疗程。取关元、肾俞、太溪补益肾气，三阴交为足三阴之会，足三阴经筋结于阴器，用该穴可达疏通精关之功；又太冲为肝经腧穴，针用泻法，可促使精之疏泄正常。诸穴同用，使肾气得充，疏泄归常，从而使别行之逆精以循常道。

【适应证】肾气亏虚型逆行射精。

【出处】《针灸临床杂志》1998，14（1）：22-23.

处方 034

主穴：太冲、三阴交；配穴：次髎、太溪、秩边。

【操作】视患者虚实情况行补泻或平补平泻手法，留针 20 分钟，其间行手法。每天 1 次，15 天为 1 个疗程。

【适应证】肾气亏虚型逆行射精。

【出处】《新中医》2001，33（3）：48.

处方 035

关元、肾俞、太溪、三阴交、太冲。

【操作】取关元、肾俞、太溪补益肾气；三阴交乃足三阴之会，足三阴经筋结于阴器，用该穴可达疏通精关之功；又太冲为肝经腧穴，针用泻法，可促使精之疏泄正常。数穴同用，使肾气得充，疏泄归常，从而使别行之逆精以循常道。

【适应证】肾气亏虚型逆行射精。

【出处】《针灸临床杂志》1998，4（1）：22-23.

（二）针挑法

🥣 处方 036

针挑取点：骶丛神经刺激点（双侧，两髂后上棘外下 1~2 横指处）、腰 1 神经旁刺激点（双侧，在第 1、2 腰椎双侧横突末端连线中点）、枕大神经点（双侧，两乳突连线与正中线相交点旁开 1.5~2.5cm，在枕动脉内侧）和关元穴。

【操作】针挑定点原则遵循"离点不离经"。皮肤常规消毒后，用 2% 普鲁卡因（过敏者可用利多卡因替代）局部皮内浸润麻醉（以直径 0.5~1.0cm 皮丘为度），针挑摆动频率 60 次 / 分，每点做 2~3 分钟，手法上以摇摆为主，辨证施治，施以实者右旋，虚者左旋。每次治疗时间为 25~30 分钟。治毕压平针口，涂上碘伏加止血贴。一周 1 次，共治疗 9 次。

【适应证】各型逆行射精。

【出处】《中国针灸》2016，36（2）：153-154.

综合评按：逆行射精多因饮食不节，偏嗜酒肉肥甘，聚湿生热，湿热蕴积，或感受湿热之邪，或外阴不洁，湿浊侵袭，蕴蓄为热，湿热下注，或外伤或术后，瘀血阻滞；或情志不畅，气机郁滞，血行滞涩，或寒邪侵袭，凝滞经脉，瘀血阻滞精窍，以致射精不循常道而逆入膀胱，遂成本病。辨证首先辨是湿热还是瘀血内阻。湿热下注常因湿热内生，导致逆行射精，且阴部湿痒，尿黄赤等。瘀血内阻常因血瘀阻滞精窍，导致逆行射精，且心烦易怒，小腹疼痛，舌质暗红或有瘀点瘀斑等。总的治法以清热祛湿，活血化瘀为主。

中医外治法具有兴奋中枢神经系统，松弛平滑肌，兴奋膀胱肌的作用，对加强正常的射精功能有益。

第五节 睾丸疼痛

睾丸疼痛是指因感染、肿瘤、外伤等原因引起的睾丸不同性质和不同程度的疼痛，是男科常见症状之一。其疼痛性质有胀痛、坠痛、刀割样疼痛等；疼痛的程度有隐痛、剧痛等。除睾丸本身病变引起疼痛外，阴囊内的附睾、精索的病变均可出现睾丸疼痛。其他如膀胱、前列腺等部位的病变所产生的疼痛也可放射到阴囊、睾丸。因此对睾丸疼痛之症，还需注意其他部位的病变。

睾丸疼痛中医称之为"卵痛""子痛""肾子痛"。《灵枢·五色》说："男子色在于面王，为小腹痛，下为卵痛。"由于肝之经脉循行于前阴，且主疏泄而藏血，故中医认为睾丸疼痛与肝的关系最为密切。

1. 临床表现及诊断

引起睾丸疼痛的常见原因主要有感染、肿瘤、外伤及血脉瘀阻、曲张等，临床常见于以下病变。

（1）感染：睾丸炎、附睾炎、睾丸结核、附睾结核、精索炎、前列腺炎等均可引起睾丸的疼痛。

（2）肿瘤：睾丸肿瘤、附睾肿瘤等。

（3）外伤：睾丸损伤、附睾损伤、睾丸扭转、输精管结扎术后等。

（4）其他如精索静脉曲张、精索鞘膜积液。

2. 中医分型

（1）热毒蕴结型：临床表现为附睾肿胀疼痛，恶寒发热，口干，口苦，小便短赤，大便秘结，心烦。舌质红、苔黄，脉洪数。

（2）湿热下注型：临床表现为睾丸肿胀疼痛，阴囊潮湿，大便不畅，胸脘痞闷。舌质红、苔黄腻，脉濡数。

（3）寒湿凝滞型：临床表现为睾丸疼痛，遇寒加重，得热则减，形寒肢冷，腰膝酸软。舌质淡、苔白腻，脉紧。

（4）气滞血瘀型：临床表现为睾丸疼痛，牵及少腹，每遇情志刺激而加重，伴胸胁疼痛，善叹息。舌淡、苔白，脉弦。

一、药物外治法

（一）热敷法

🥣 处方 037

山楂核 20g，海藻 15g，桃仁 10g，泽漆 15g，杜仲炭 15g，防己 10g，

荔枝核 20g，蒲公英 20g，木香 2.5g，牛膝 10g，橘核 20g。

【用法】每日 2 次，每日 1 剂，水煎过滤药液后，以不烫伤皮肤为度，用干净毛巾两块，依次交替蘸药液外敷患侧阴囊，每次 30 分钟，下次应用原药液放火上温热即可。

【适应证】热毒蕴结型急性睾丸炎。临床表现：附睾肿胀疼痛，恶寒发热。

【出处】《中医外治杂志》2002，11（1）：52.

（二）外敷法

处方 038

金黄膏（大黄、姜黄各 120g，天花粉 240g，陈皮 60g。蜂蜜调制而成）10~15g。

【用法】以生理盐水清洗阴囊及会阴部，取金黄膏适当加热后均匀涂于纱布之上，涂药范围以能包裹阴囊为宜，包扎于患侧阴囊，每日更换 2 次，14 天为 1 个疗程。

【适应证】热毒蕴结型急性附睾炎。临床表现：附睾肿胀疼痛。

【注意事项】治疗期间卧床休息，患侧阴囊托高。

【出处】《吉林中医药》2008，28（6）：423.

（三）坐浴法

处方 039

舒筋活血洗剂：红花 16g，透骨草 13g，伸筋草 16g，麻黄 13g。

【用法】将药物放入不锈钢盆内加水 3000~4000ml 煮开 5~10 分钟取下，暴露阴囊部位，并与洗剂保持 20~30cm，先熏蒸 10~15 分钟，待洗剂温度降至 40~50℃时，坐入盆内轻揉附睾肿块及痛处 10~15 分钟，每日 2 次，3~4 周为 1 个疗程。

【适应证】气滞血瘀型睾丸疼痛。

【出处】《中国男科学杂志》2009，23（2）：65.

💊 处方 040

川芎、丹参、柏子仁、海藻、黄药子、昆布各 15g，海蛤壳 30g，生大黄 10g，黄连 20g。

【用法】加水煎至 300ml，候温，以 38~40℃为宜，坐浴。每次 15~20 分钟，每日 2 次。同时配合口服阿奇霉素 0.25g，每日 2 次。14 天为 1 个疗程。

【适应证】慢性附睾炎。临床表现：睾丸肿胀疼痛，阴囊潮湿。

【出处】《福建中医药》2002，33（3）：49.

（四）熏蒸法

💊 处方 041

蒲公英、金银花、乌梅、乳香、没药、大黄、黄柏、白芷、薄荷、天花粉、冰片。

【用法】将冰片研磨成粉末状另包。其他药物碾碎至米粒大小，搅拌均匀，装入 15cm×10cm 布袋内并封口，放入温水中浸透，然后放入蒸锅内蒸 30 分钟，取出后迅速平放入塑料袋内，布袋表面撒冰片 2~3g，并洒白酒 20g，袋口朝向阴囊及会阴部，熏蒸患处。待药袋温度降至 40~45℃。直接将药物布袋紧贴于阴囊皮肤，直到逐渐变凉为止。每天 3 次，每袋药物使用 3 天，7 天为 1 个疗程。

【适应证】气滞血瘀型睾丸疼痛。临床表现：睾丸疼痛，牵及少腹，每遇情志刺激而加重，伴胸胁疼痛，善叹息。

【出处】《中国中西医结合杂志》2002，22（2）：153.

💊 处方 042

红花 16g，透骨草 13g，伸筋草 16g，麻黄 13g。

【用法】将上述药物放入不锈钢盆内加水 3000~4000ml，煮开 5~10 分钟取下，暴露阴囊部位并与洗剂保持 20~30cm，先熏蒸 10~15 分钟，待洗剂温度降至 40~45℃时，坐入盆内轻揉附睾肿块及痛处 10~15 分钟，每日 2 次，3~4 周为 1 个疗程。

【适应证】气滞血瘀型慢性附睾炎。

【出处】《中国男科学杂志》2009，23（2）：65.

二、非药物外治法

（一）针刺法

处方 043

曲骨、关元、气海、中极、三阴交、急脉、行间。伴腹部胀痛明显者可加足三里、内庭、昆仑，伴腰痛明显者可加委中、风市、腰俞、肾俞，伴阴茎疼痛者可加阴陵泉、曲泉、太冲、太溪。

【操作】曲骨、关元、气海、中极穴针尖朝下呈 45° 斜刺 1~1.5 寸，其余诸穴均直刺 1~1.5 寸。留针时间 30 分钟，每日 1 次，2 周为 1 个疗程，连续治疗 1~2 个疗程。

【适应证】寒凝气滞型睾丸疼痛。

【出处】《吉林中医药》2006，26（9）：57.

处方 044

行间、中极、归来、三阴交。

【操作】取上述穴位，行泻法。针刺后可使疼痛明显减轻。经 5 次治疗后诸症即可消除。

【适应证】热毒蕴结型急性睾丸炎。

【出处】《针灸临床杂志》2003，19（9）：45.

（二）针灸法

处方 045

三阴交、阳池。

【操作】三阴交穴刺血，出血约 3ml，疼痛减轻，再予阳池穴隔姜灸 5 壮。3 天后复查，如肿痛减轻大半，血液常规恢复正常，可继续用上法治疗。

【适应证】热毒蕴结型附睾炎。

【出处】《中国性科学》2004，13（12）：17.

处方 046

肝俞、肾俞、三阴交、根旁（阴茎根部两侧旁开 1 寸处）、囊中（阴囊前正中线的中点处）、阴中（囊中与会阴穴连线的中点处）。

【操作】使用直径 0.28~0.40mm、长 40mm 毫针，取肝俞、肾俞、三阴交、根旁（阴茎根部两侧旁开 1 寸处），直刺 10mm 左右，施提插捻转泻法，捻针频率为 80~100 转 / 分。然后分别连接电针电极，选用疏密波，频率 20Hz，缓缓增大电流至患者自觉微痛止，持续 20~30 分钟。电针后，用艾条灸囊中（阴囊前正中线的中点处）、阴中（囊中与会阴穴连线的中点处）等阿是穴共 30 分钟。每日 1 次，7 次为 1 个疗程，2~3 个疗程后如果无效，则建议患者采用其他治疗方法。

【适应证】寒凝气滞型慢性附睾炎。

【出处】《中国针灸》2004，24（10）：676.

处方 047

中极、关元、三阴交、太冲、蠡沟。

【操作】中极、关元用标准艾炷施灸 5 壮，余穴针刺泻法，每日 1 次，留针 30 分钟。

【适应证】湿热下注型慢性附睾炎。

【出处】《陕西中医》2007，28（9）：1227.

综合评按：一般而言，睾丸疼痛要明辨寒热虚实，除观察全身的情况外，辨局部的疼痛情况、察脓液之稠稀有助于分辨寒热虚实。如疼痛较剧，局限一处，伴有红肿灼热者属实证，易治；疼痛轻微，肿大缓慢，皮色不变，无热，属虚证、寒证，难愈。脓液稠厚，有腥味，说明正气充盛；脓液稀薄无味则表明气血虚衰。本病以实热证候及本虚标实的证候多见，治疗原则以祛邪及扶正祛邪为主，同时必须注意因时、因地、因人制宜。急性期宜清利湿热，解毒消痈；已化脓者，宜清热解毒兼托毒排脓。慢性期宜调补肝肾，活血散结；已溃脓液清稀者，宜补益气血兼托脓。外伤血瘀者，宜疏肝理气，活血化瘀，复感邪毒者，宜清热解毒兼活血化瘀。

本病发病部位表浅，中医外治疗法可直接作用于患处，起效迅速。《理瀹骈文》曰："外治之理即内治之理，外治之药即内治之药"，通过外敷、外洗、中药离子导入等方法作用于患处，可迅速改善症状，缓解疼痛。

第六节　尿路刺激征

尿路刺激征属于中医淋证范畴，是指小便频数短涩，滴沥刺痛，欲出未尽，小腹拘急或痛引腰腹的一类病证。根据其临床表现，中医将其分为石淋、气淋、血淋、膏淋、劳淋五种，故又称五淋。以小便排出砂石者为石淋；淋证而见小便浑浊如米泔水或滑腻如脂膏者为膏淋；溺血而痛者为血淋；少腹胀满较为明显，小便艰涩疼痛，尿有余沥者为气淋，小便淋沥不已，遇劳即发者为劳淋。淋虽有五，但临证时可归纳为虚、实两大类。实证以下焦湿热为主，治法重在清热利湿。虚证以脾肾亏虚为主，治法重在健脾补肾。诸淋病久，往往虚实错杂，应分清标本缓急，予以适当治疗。古人有淋证忌汗忌补之说。按临床实际，如淋证兼有外感，需用汗法者，投发表之剂应中病即止，以免阴血受伤。病之初起，正气未虚，补法确非所宜，但日久转成虚证时，治法宜兼顾脾肾。

中医分型

（1）石淋：临床表现为溺中挟有砂石，小便艰涩，或排尿突然中断，尿道刺痛，少腹拘急，或腰腹绞痛难忍，尿中带血，舌苔黄腻，脉弦或数。

（2）气淋：临床表现为小便滞涩，淋沥不畅，余沥难尽，脐腹胀满，甚则胀痛难忍，发病多与情志变化有关，苔薄白，脉沉弦。

（3）虚淋：临床表现为尿频溲清，滞涩不甚，尿有余沥，小腹坠胀，空痛喜按，面色㿠白，少气懒言，舌质淡，脉虚细无力。

（4）血淋：临床表现为尿色鲜红，或夹暗紫血块，溲频短急，灼热痛剧，滞涩不利，甚则尿道满急疼痛牵引脐腹。舌尖红、苔薄黄，脉数有力。

（5）热淋：临床表现为尿色淡红，尿痛滞涩不著，腰膝酸软，五心烦热，舌红少苔，脉细数。

（6）膏淋：临床表现为小便混浊色白，或如米泔水，上有浮油，置之沉淀，有絮状物，或夹凝块，或混血液，尿时不畅，灼热疼痛。舌质红、苔黄腻，脉濡数。

（7）劳淋：临床表现为病程较长，缠绵难愈，小便不甚赤涩，但淋沥不已，时作时止，遇劳即发，腰膝酸软，神疲乏力。舌质淡，脉虚弱。

一、药物外治法

（一）穴位贴敷法

处方 048

黄芪、桂枝、猪苓、泽泻。

【用法】将上述药物研磨包于纱布内，贴敷气海、关元穴，能温阳固肾、培补元气、行气利水，通利小便。

【适应证】劳淋。

【出处】《长春中医药大学学报》2019，35（6）：1056–1057.

（二）中药离子透入法

处方 049

中药提取液（由白屈菜、金钱草等药中提取而成）。

【用法】患者取侧卧位，微屈双膝，于督脉上选准腰俞、腰阳关、命门穴、常规皮肤消毒。用 26~28 号长毫针刺入穴位，行针得气后留针。将直流电药物导入治疗机的辅电极板夹子夹在针柄上。把自拟方"中药提取液"均匀地洒在药物衬垫上，使药垫充分湿润。展平药垫，置于结石部位上方的皮肤上，在药垫上面置以淡水浸湿的衬垫及治疗机主电极板，并将主电极板固定。接通电源，由小到大逐渐加大电流强度，达 0.1mA/cm^2，持续 30~50 分钟。每日施治 1 次，15 次为 1 个疗程，疗程间隔 3~5 天。

【适应证】石淋。

【出处】《北京中医药》1989，（2）：47.

（三）蒸汽疗法

处方 050

白豆蔻 30g，砂仁 30g，川椒 30g。

【用法】将上药共为末，装入小布袋内，以好烧酒熬极滚热，冲入布袋内。将布袋套在龟头上，以热蒸汽熏之，每日 1 次。

【适应证】虚淋。

【注意事项】不要烫伤局部皮肤，其热度以患者能够耐受为度，初起热证勿用。

【出处】《理瀹骈文》。

（四）淋浴法

处方 051

地榆 250g。

【用法】地榆加水 5000ml 浸泡 30 分钟，上锅煎煮 20 分钟，去渣，乘热淋浴腰腹部，每日 1 次。

【适应证】石淋。

【出处】《理瀹骈文》。

二、非药物外治法

（一）耳穴压豆法

处方 052

取耳穴肾、膀胱、输尿管、尿道、三焦、外生殖器点。

【操作】于穴点处放置王不留行籽，每穴点 1 粒，胶布固定，每日压迫 5 次（每次按压处微痛为度），每次 30 分钟，3 日换药 1 次。并嘱患者在耳压前 20 分钟，饮水 250~500ml，并适当增加活动量，以促进结石排出。

【适应证】石淋。

【出处】《吉林中医药》1986，（4）：15.

（二）耳针疗法

处方 053

主穴：为前列腺、三焦、膀胱、输尿管、肾、神门；配穴：热淋加肺，气淋加脾，膏淋加盆腔，劳淋加皮质下。

【操作】嘱患者取仰卧位，耳廓局部常规消毒后，取直径 0.03mm、长 10mm 耳针，医者右手持针，将耳针依次刺入前列腺、三焦、膀胱、输尿管、肾、神门穴中，行快速高频捻转法，频率为每分钟 120 次左右，致耳廓发热时再刺下一穴。每日 1 次，每 5 分钟捻转行针 1 次，留针 30 分钟。每周 5 次。

【适应证】各型淋证。

【出处】《中国针灸》2013，33（12）:1103–1104.

（三）针刺法

处方 054

气海、足三里、三阴交、血海、太冲、脾俞、肾俞、膀胱俞、次髎。

【操作】其中气海、足三里、脾俞、肾俞用温针灸法，其余用平补平泻之法。每日 1 次，10 次为 1 个疗程，连续治疗 4 个疗程。

【适应证】热淋。

【出处】《针灸临床杂志》1998，14（1）：22–23.

处方 055

主穴：京门、肾俞；配穴：足三里、三阴交、阿是穴等。

【用法】患者取屈膝卧位，患侧在上，消毒后针刺患侧京门，肾俞透京门，中强或强刺激，得气后留针 30 分钟，每 3~5 分钟行针一次，每日 2 次。

【适应证】石淋。

【出处】《针灸临床杂志》1997，13（11），16–17.

综合评按： 中药外治法治疗淋证，各地报道众多，临证时，多与内服药合用为主。目前与各种碎石、排石疗法配合应用，为淋证中药外治方法，开辟了广阔前景。

耳穴压豆法治疗泌尿系结石，与其他碎石、排石疗法相结合，效果更为满意。穴位贴敷、中药离子透入，各种灸、蒸、熏、洗等法，在治疗泌尿系感染所致的尿频、尿急、尿痛有其特点，它可以通过皮肤、经脉而直接作用于病变部位，有的还可以通过尿道，逆行治疗。

近来，中药外治法治疗淋证，各地都有不同的经验报道，由于患者的个体差异和地理环境等不同，可重复性较差，因此，研制可靠、速效的外治方药，还是一门重要课题。

第七节　前列腺增生症

前列腺增生症（BPH）是老年男性常见疾病之一，是前列腺的良性增生，增生的前列腺压迫前列腺部尿道或膀胱尿道口梗阻，而出现尿频、夜尿多、排尿困难，甚则尿液无法排出的一类病症。其发病年龄一般自50岁左右开始。发病率为30%~50%，60~70岁发病率达75%，80岁时达85%，90岁时其发病率达100%。

前列腺增生症属中医"癃闭"范畴。其排尿困难，点滴而下，余沥不尽，小便不利者称为"癃"，病势较缓；小便不得出，病势较急者为称"闭"。

1.临床表现及诊断

（1）症状与体征：有些前列腺增生症患者，平素毫无症状，常因过度饮酒，过度性生活，或服用抗胆碱类药，如阿托品、溴丙胺太林等，而突然发生急性尿潴留，这时去医院检查才发现患有前列腺增生症。另外，老年人患有疝、脱肛、痔核时，也应注意检查前列腺。BPH前列腺体积大小与临床症状并不成正比。关键看增生发生的部位，是双侧叶、中叶，还是其他部位。所以老年人在健康体检时，发现前列腺体积增大，但若无临床症状，也大可不必紧张。BPH的症状主要是由于前列腺部尿道弯曲、延长、变窄，尿道阻力增加，膀胱逼尿肌代偿性增厚和失代偿，使下尿路梗阻，且症状常因感染而加重。常见症状如下。

尿频：夜尿次数增多，是下尿路梗阻最早期症状。随着梗阻加重，白天也出现尿频。

排尿困难：最初表现为排尿起始延长，尤其是起床第1次小便尤为明显。随着膀胱颈变窄，逼尿肌收缩力减退，而且尿细如线、无力，并逐渐出现尿潴留。

尿失禁：患者尚未自己排尿，小便即点滴而出。这是由于随着逼尿肌收缩无力，膀胱残余尿量增加，使膀胱内压升高，有效容量减少，以致从肾脏排到膀胱的尿液仅数十毫升即达膀胱的最大容量，从而出现尿频或充盈性尿失禁。

血尿：增生的前列腺腺体表面静脉血管曲张，前列腺尿道及膀胱颈黏膜下毛细血管充血且受到增大的腺体牵拉，当膀胱收缩时，毛细血管破裂出血，而见肉眼血尿或镜下血尿，但多为一时性的。若同时并发膀胱炎或膀胱结石，则血尿常可出现。

急性尿潴留：BPH 发展到一定程度，尿液排出困难，若遇寒冷、疲劳、饮酒等诱发因素，可导致膀胱出口突然阻塞，而发生急性尿潴留。

尿毒症：BPH 引起下尿路梗阻又未正确治疗，继发肾积水，致晚期肾功能不全，出现纳差、贫血、血压升高，或意识模糊，甚则昏迷等一系列尿毒症症状。

（2）诊断：指诊是 BPH 最简便和最先察觉的检查方法。检查时需注意前列腺大小、质地、中央沟是否存在变浅，是否有结节。一般将增生的前列腺分为 3 度。即Ⅰ度增生似鸡蛋状，中央沟变浅；Ⅱ度增生似鸭蛋状，中央沟可能消失；Ⅲ度增生似鹅蛋状，中央沟消失。

（3）实验室及影像检查：

①B 超检查：操作简便，且无创伤，可测出前列腺的形态、大小、凸入膀胱的情况，还可了解膀胱内病变，如肿瘤、结石或憩室等。其检查途径主要有经直肠和经腹二种，另外还有经会阴等。目前多采用经直肠检测。经腹部 B 超检查，膀胱必须充盈，还可测定膀胱残余尿量，可了解有无肾积水存在。前列腺体积 =0.52× 左右径 × 上下径 × 前后径，简化公式计算前列腺的体积（ml）约等于前列腺的重量（g）。

②膀胱镜检查：观察膀胱颈部，以判断侧叶增生及增生的程度。膀胱颈的形态随各叶增生的程度而改变，如侧叶增生，颈部两侧受压，则正常凹面消失而呈"Λ"型；中叶增生时，膀胱底部凹陷，平坦的颈部后缘会明显隆起。并可发现膀胱继发改变，如输尿管间嵴肥厚，小梁及憩室形成等。但需要指出的是，由于该检查有一定创伤和痛苦，故只有在其他检查不能明确或伴随血尿需进一步查清病因时，方可选用。

③残余尿测定：排尿后即时测定膀胱内的残余尿量。可经腹部 B 超测定，也可采用导尿法，但有一定痛苦。

④下尿路尿流动力学检查：该检查可以判断下尿路有无梗阻及梗阻程度。常用的方法：a. 尿流率测定：有专用的尿流率计测定尿流率各项参数，即最大尿流率（MFR）、平均尿流率（AFR）、排尿时间（T）、尿量（V）等，其中 MFR 是最简便且比较可靠的参数。当尿量 ≥ 200ml 时，MFR 较准确，此时 MFR ≤ 10ml/ 秒则提示下尿路有梗阻。对于尿流率不正常者，可同时进行膀胱、尿道测压。它能准确反映是否梗阻、梗阻部位及膀胱功能。在最大尿流率时，如膀胱内压大于 9.81kpa（100cmH$_2$O），不论 MFR 正常与否均应诊断为下尿路梗阻。b. 充盈性膀胱测压：连续记录膀胱容量 – 压力相互关系和膀胱感觉功能，以判定逼尿肌功能。正常储尿期，膀胱受容性舒张，膀胱内压 ≤ 15cmH$_2$O，无异常收缩，膀胱感觉正常。若出现无抑制性收缩，膀胱内压过高或膀胱尿意容量过小分别称为不稳定膀胱、低顺应性膀胱和膀胱感觉过敏。正常排尿期，逼尿肌应呈持续有力的收缩，若逼尿肌收缩压始终 ≤ 15cmH$_2$O，则可能为膀胱无力。c. 压力 / 流率同步检查：同步记录膀胱压和尿流率，以判定梗阻及其程度。该检查是反映有无梗阻的最佳方法。常用的参数为计算尿道阻力及逼尿肌收缩功能。d. 尿道阻力：最小尿道阻力是常用指标之一，是指最大尿流率时的尿道阻力。膀胱压力高和 / 或尿流率低，尿道阻力均升高表明梗阻。e. 尿道压力图：连续记录储尿期后尿道的长度及后尿道各段压力分布，以判定 BPH 梗阻及程度。从图像上可取得膀胱颈压、膀胱颈长、前列腺压及前列腺近段长、前列腺长、最大尿道压（相当于膜部尿道压力）及尿道关闭面积等，图像形状可分为坡形、梯形、鞍形三种。坡形主要见于前列腺较小者，鞍形则主要见于 BPH。

⑤X 线检查：泌尿系平片可发现有无肾、输尿管、膀胱及前列腺结石等；静脉尿路造影可明确是否存在下尿路梗阻引起的肾盂、输尿管扩张及肾功能情况；膀胱造影可观察膀胱颈部及底部受压变形情况；尿路造影可显示前列腺尿道段的狭窄；前列腺造影可确定前列腺的大小、密度及病变性质等。

⑥肾功能检查：由于长时间尿潴留而影响肾功能，血肌酐、尿素氮都可能升高。

⑦核磁共振（MRI）和 CT 检查：对前列腺增生的诊断一般不做该检查，只有当怀疑前列腺肿瘤或前列腺癌时，方做此项检查。

2. 中医分型

（1）湿热蕴结型：临床表现为小便频数短涩，或点滴不通，量少尿赤，少腹胀满艰涩，口苦。舌质红、苔黄腻，脉滑数。

（2）脾肾气虚型：临床表现为尿频，尿等待，排尿无力，小便困难，欲出不能，少腹坠胀，纳差，乏力，腰膝酸软，头晕耳鸣。舌淡、苔薄白，脉细弱。

（3）气滞血瘀型：临床表现为小便排出不畅，尿细如线，或小便阻塞不通，会阴憋胀，小腹胀满隐痛。舌质暗或有瘀斑，脉弦或细涩。

（4）气阴两虚型：临床表现为尿细如线，缓而无力，余沥不畅，时欲小便而量不多，时发时止，遇劳即发，乏力，潮热，头晕耳鸣，腰膝酸软。舌淡、苔薄白或薄黄，脉细数。

（5）肾阳不足型：临床表现为小便频数，余沥不尽，畏寒肢冷，腰膝酸软。舌淡胖有齿痕，脉沉细。

一、药物外治法

（一）敷脐法

处方 056

王不留行 2 份，土茯苓 1.5 份，蒲公英 1.5 份，大黄 1 份，牛膝 1 份，肉桂 1 份，石菖蒲 1 份，吴茱萸 1 份，乳香 0.6 份，冰片 0.5 份。研末，过 100 目筛。备用。

【用法】取上药少许，姜汁或蜂蜜调膏，填脐中，外盖纱布固定。每 2 天换药 1 次。2 周为 1 个疗程。

【适应证】脾肾气虚型前列腺增生症。

【出处】《中医临床研究》2014，6（2）：68-69.

处方 057

急性子 100g，肉桂 50g，三七 50g，法半夏 100g，甘遂 30g，大黄 100g，

商陆 100g，枳壳 100g，红花 50g。

【用法】9 味药共研末，过 80 目筛，用凡士林调膏，每次 50g 摊涂牛皮纸上敷脐，每日 1 次，每次敷 12 小时。

【适应证】肾阳不足型前列腺增生症。

【出处】《中华实用中西医杂志》2004，4（17）：2116-2117.

处方 058

栀子 4g，食盐 1g，独头蒜（去皮）1 枚，麝香 0.3g。

【用法】上方共捣为膏，贴敷脐部，纱布包扎固定。一般 12~24 小时小便即通。

【注意事项】本方清利湿热，配少量麝香更能加强通利作用。另外同时以此膏贴关元穴效果更佳。

【适应证】前列腺增生癃闭湿热郁结型少尿、无尿。

【出处】《普济方》。

处方 059

麝香 1.5g，葱白、田螺各适量。

【用法】先将麝香填患者脐中，上用葱白、田螺捣烂做成饼封于脐上，用布包，带缚住。

【适应证】肾阳不足型前列腺增生症小便不通。

【出处】《寿世保元》。

处方 060

甘遂 31g，薏苡仁 16g。

【用法】上方烘干，共研细末，水调如糊或膏状，敷脐眼数小时后排尿。

【注意事项】本方甘遂攻水邪，力量峻猛，薏苡仁健脾利湿，扶正祛邪，疗效较佳。

【适应证】湿热蕴结型前列腺增生症尿闭（尿潴留）。

【出处】杨济秋 .《贵州民间方药集》贵州人民出版社 .

处方 061

田螺、麝香。

【用法】上两味药，捣烂贴脐。

【注意事项】本方田螺清泻，麝香通窍，使气行热清，则癃闭自通。

【适应证】肾阳不足型前列腺增生症少尿、无尿。

【出处】《本草纲目》。

（二）穴位贴敷法

处方 062

金匮肾气丸。

【用法】将神阙穴局部用温水洗净，轻轻按摩使局部微红且有热感，再用 75% 乙醇消毒，然后用金匮肾气丸 1/2 丸，制成铜钱大小之药饼外敷神阙穴，上盖生姜 1 片，黄豆大小之艾炷放姜片上灸 6 壮，灸毕去姜片，纱布外包药饼，胶布固定。每晚睡前用艾条灸药饼 10~15 分钟，3 天换药 1 次，6 次为 1 个疗程。

【适应证】肾阳不足型前列腺增生症。

【出处】《上海针灸杂志》1994，12（3）：117.

处方 063

甘遂 9g。

【用法】研细粉，加面粉适量，麝香少许。用温水化开，共调成糊状，外贴中极穴（脐下 1 寸处）。每日 1 次，每次 1 小时。

【适应证】气滞血瘀型前列腺增生症。

【出处】《医学理论与实践》2010，23（8）：961.

处方 064

白胡椒、北细辛适量。

【用法】研成细末，取 3g 敷盖脐部，外用麝香风湿膏剪成 4cm×4cm 覆盖粘贴，3 天换药 1 次，10 次为 1 个疗程。

【适应证】肾阳不足型前列腺增生症。

【出处】《福建中医药》1995,（5）：23.

（三）灌肠法

处方 065

大黄、煅龙骨、煅牡蛎各 15~30g，槐米 30g，肉桂 10g，锡类散 2 支。

【用法】上药加水，浓煎取汁 150~200ml，加锡类散 2 支。药温 37~38℃，保留灌肠，每天 1 次，每次 1~2 小时，14 天为 1 个疗程，间歇 1~2 周，再进行下一个疗程，或连续治疗 4~8 个疗程。

【适应证】前列腺增生症气滞血瘀型少尿、无尿。

【出处】《江苏中医杂志》1986,7（9）：11.

处方 066

青果 10g，白果 10g，苦参 10g，乳香 10g，没药 10g，丹参 30g，当归 10g，川芎 10g，王不留行 10g，山慈菇 10g，甘草 6g。

【用法】加水适量，水煎两次浓缩成 100~120ml，保留灌肠，至少保留 1 小时，1 天 1 次，30 天为 1 个疗程。

【适应证】气滞血瘀型前列腺增生症。

【出处】《广西中医学院学报》2003,6（1）：35.

处方 067

石见穿 15g，王不留行 12g，血竭 3g，急性子 9g，枳椇子 12g，九节菖蒲 9g，益母草 30g。

【用法】加水适量，水煎 2 次浓缩成 100ml，保留灌肠。

【适应证】气滞血瘀型前列腺增生症。

【出处】《现代诊断与治疗》2001,12（6）：321-323.

处方 068

射干 20g，黄连 20g，黄芩 30g，败酱草 30g，蒲公英 30g，鱼腥草 20g，黄柏 15g，金银花 15g，车前子 15g，三棱 6g，莪术 15g，桃仁 6g。

【用法】加水适量，水煎两次，浓缩成 100~120ml，保留灌肠，至少保留 1 小时，1 天 1 次，30 天为 1 个疗程。

【适应证】湿热蕴结型前列腺增生症。

【出处】《广西中医药》1997，20（5）：12–13.

处方 069

肉桂 10g，生地 20g，肉苁蓉 20g，大黄 20g，黄柏 30g，知母 30g，车前子 30g，三棱 30g，莪术 30g，皂角刺 30g，冰片 1g。

【用法】煎取 500ml，每次用 50ml，药液加温至 39~40℃，用 8 号导尿管插入直肠 10cm，用注射器抽取药液经导尿管缓慢注入直肠，保留 1~2 小时，10 天为 1 个疗程，共用 6 个疗程。

【适应证】气阴两虚型前列腺增生症。

【出处】《实用中医药杂志》2011，27（3）：160.

（四）坐浴法

处方 070

皂角 90g，葱头 90g，王不留行 90g。

【用法】上药加水，煎汤 1 盆，待水温 40℃，令患者坐浴盆中。"熏洗小腹下体，久之，热气内达，壅滞自开，便即通矣"，可每次坐浴 30~40 分钟，药液冷后可加热再浴。

【适应证】气滞血瘀型前列腺增生导致尿潴留。

【出处】《景岳全书》。

处方 071

乌药 15g，小茴香 10g，木香 15g，橘核 15g，荔枝核 15g，黄柏 30g，水蛭 15g，红花 15g，透骨草 15g，橘枝 10g，白花蛇舌草 30g，牛膝 15g。

【用法】将上药煎两次取汁 2000~3000ml，倒入专用盆中，先熏蒸，待药汁不烫后时再坐浴。

【适应证】湿热蕴结型前列腺增生症。

【出处】《中医外治杂志》2002，11（5）：22.

（五）贴敷法

处方 072

党参 30g，当归 15g，川芎 9g，柴胡 9g，升麻 9g。

【用法】上药共为细末，加水炼膏，用黄丹收膏。将膏贴肛门，便前取下，每日 1 次。

【适应证】前列腺增生症脾肾气虚、中气下陷型少尿、无尿。

【出处】李超.《中医外治法类编》湖北科学技术出版社.

（六）坐浴法

处方 073

金银花 20g，苦参 15g，芒硝 15g，大黄 15g，马齿苋 25g，丝瓜络 10g，红花 15g，败酱草 20g，菊花 15g。

【用法】水煎 20 分钟，取药液入盆。待冷却到 40℃ 左右时，患者于盆内坐浴 30 分钟，每日早、晚各 1 次。10 天为 1 个疗程，1 个疗程后间隔 5 天行第二疗程，一般需连续治疗 3 个疗程，治疗期间禁服其他药物。

【适应证】湿热蕴结型前列腺增生症。

【出处】《实用中医药杂志》1995，（1）：30.

（七）蒸汽疗法

处方 074

黄芩、连翘、蒲公英、大黄、黄柏、赤芍、川乌、草乌、甘草、杜仲、木瓜、防风、秦艽、乳香、没药。

【用法】将诸药置于标准型全电脑多功能型汽化机 LT-99 的高压锅内煮 30 分钟，以药液蒸汽熏蒸会阴。蒸汽熏蒸时患者取坐位，温度控制在（45±1）℃，每次 30 分钟，1 次 / 天。

【适应证】湿热蕴结型前列腺增生症。

【出处】《齐齐哈尔医学院学报》2010，31（22）：3656.

（八）熏洗法

处方 075

桃枝、柳枝、木通、花椒、明矾各 30g，葱白、灯心草各 1 把。

【用法】上药加水 5000ml，煎汤。趁热熏洗腹部，冷后再热，每日 2~3 次，每次 40~60 分钟。

【适应证】前列腺增生症气滞血瘀型尿路阻塞。

【注意事项】熏洗后立即用被围腹部，或用药渣热熨腹部，亦可炒盐熨脐下，以提高疗效。

【出处】《理瀹骈文》。

（九）洗足法

处方 076

黄酒 1000ml。

【用法】将黄酒倒置盆内，浸洗双足，每次 40~60 分钟。

【适应证】湿热蕴结前列腺增生症之小便不通。

【出处】张建德.《中医外治法集要》陕西科学技术出版社.

（十）中药离子透入法

处方 077

虎杖 30g，苏木 20g，红花 20g。

【用法】上药浓煎取汁，按中药离子透入法操作，固定于少腹部位，每日 1 次，10 次为 1 个疗程。

【适应证】湿热蕴结型慢性前列腺增生症。

【出处】《医学情况交流》1973，3.

（十一）药物外敷加热敷法

处方 078

鱼腥草 10g，盐包。

【用法】清水擦洗脐部皮肤后，将 10g 新鲜鱼腥草磨碎后外敷于脐部周围，总面积 5cm×5cm，厚度 0.5cm，利用保鲜膜和非刺激性胶布进行固定，20~30 分钟 / 次，每天 2 次。在鱼腥草外敷结束后 10~15 分钟，盐包加热后对下腹部周围热敷，20~30 分钟 / 次，每天 2 次。6 天为 1 个疗程，休息 1 天后进行下一个疗程。

【适应证】湿热蕴结型前列腺增生症。

【出处】《实用中西医结合临床》2020，7（20）：70-72.

（十二）隔药灸法

处方 079

黄连、巴豆、葱、盐。

【用法】前 2 味研为散，和葱、盐同捣烂，贴脐部，灸 7 壮。此法用黄连泻火，巴豆通利二便利。

【适应证】前列腺增生症湿热蕴结型少尿、无尿。

【出处】《本草纲目》。

二、非药物外治法

（一）针刺法

处方 080

中极、关元、太冲、三阴交、肾俞、次髎、膀胱俞。

【操作】中极、关元进针 1.5 寸，雀啄法；太冲穴向上斜刺 1.2 寸，肾俞、次髎、膀胱俞进针 1.5 寸，捻转手法；三阴交直刺 1 寸，捻转手法。

【适应证】肾阳不足型前列腺增生症。

【出处】《实用中医内科杂志》2004，18（3）：269-270.

处方 081

第 1 腰椎 ~ 第 4 骶椎夹脊穴、三阴交、太溪、太冲。

【操作】上述穴位直刺 1~1.5 寸，行平补平泻手法，留针 30 分钟。起针后，待患者排空尿后，行烧山火法对气海、关元穴交替行针，留针 10 分钟。每日 1 次。

【适应证】气阴两虚型前列腺增生症。

【出处】《上海针灸杂志》2005，24（2）：19-20.

处方 082

秩边穴、中极穴。

【操作】取秩边穴捻转进针 5~6 寸，以患者会阴产生走窜感或排尿感为得气，不留针；再取中极，进针 3 寸，以针感向尿道走窜为度，不留针，每日 1 次。同时用三棱、莪术、乳香等水煎灌肠和离子导入，每日 1 次。

【适应证】气滞血瘀型前列腺增生症。

【出处】《上海针灸杂志》2002，21（3）：13.

（二）针灸法

处方 083

主穴：肾俞、次髎、膀胱俞、会阴、秩边；配穴：三阴交、中极、关元。

【操作】每日 1 次，每次选取 6 个穴位，交替使用，主穴做灸盒艾灸（会阴、秩边只刺不灸）。选取配穴时视患者情况行补或泻手法。

【适应证】肾阳不足型前列腺增生症。

【出处】《中国针灸》2004，24（11）：752.

处方 084

关元、气海、水道、三阴交、三焦俞、肾俞。

【操作】艾炷灸三焦俞、肾俞，每穴 5 壮。针刺关元、气海、水道、三阴交，提插捻转手法，腹部穴位针感传至会阴，留针 30 分钟。

【适应证】肾阳不足型前列腺增生症。

【出处】《中国针灸》2004，24（11）：752.

处方 085

气海、关元、曲骨、会阴、三阴交、太溪、肾俞、膀胱俞。

【操作】采用烧山火手法，强刺激，不留针；三阴交、太溪用补法，强刺激，不留针。同时配合附子灸肾俞、关元、膀胱俞。

【适应证】肾阳不足型前列腺增生症。

【出处】《针灸临床杂志》2000，16（11）：8.

处方 086

①关元透中极、三阴交；②肾俞、次髎、太溪。

【操作】针刺得气后采用平补平泻手法，留针 20 分钟。同时用 2 段长约 5cm 的艾条点燃放入艾灸盒内，灸关元、肾俞15~20分钟。10次为1个疗程。全部患者治疗 1~3 个疗程。

【适应证】肾阳不足型前列腺增生症。

【出处】《中国针灸》2001，21（7）：339-340.

处方 087

石门、中极、肾俞、委阳、委中穴。

【操作】常规消毒，采用 0.35mm×0.40mm 毫针。先取仰卧位，针刺石门、中极穴，不宜深刺，得气为度，留针 20 分钟，同时用清艾条加灸各穴，以皮肤微红为度，避免灼伤；再取俯卧位，针刺肾俞、委阳、委中穴，得气后留针 20 分钟，同时加灸，方法同前。每日 1 次，10 次为 1 个疗程，每 5 次后休息 2 天，行 2 个疗程。

【适应证】肾阳不足型前列腺增生症。

【出处】《光明中医》2009，24（5）：896.

（三）温针灸法

处方 088

中极、关元、水道、足三里、肾俞、膀胱俞、次髎。

【操作】令患者仰卧于床，取中极、关元、水道、足三里，定准穴位后用 75％的乙醇常规消毒，用 0.33mm×50mm 的毫针垂直进针约 1.2 寸，得气后中极、关元行提插捻转手法使针感放射至尿道内口、会阴及大腿内上侧，平补平泻后留针。用长约 3.0cm 的艾条插在针柄上点燃，每穴 2 壮。然后令患者俯卧，取肾俞、膀胱俞、次髎穴，定准穴位后用 75％的乙醇常规消毒，用 0.33mm×50mm 的毫针垂直进针约 1.5 寸，得气后行捻转手法使局部麻胀放射至臀部或下肢，平补平泻后留针。用长约 3.0cm 的艾条插在针柄上点燃，每穴 2 壮。每日 1 次，6 日为 1 个疗程，疗程间休息 1 天，后再行下一个疗程治疗。

【适应证】肾阳不足型前列腺增生症。

【出处】《湖北中医杂志》2011，33（3）：58.

（四）雀啄灸法

🥣 **处方 089**

关元穴。

【操作】患者仰卧位，按雀啄灸法操作，每次 5~10 分钟，每日 2 次。

【适应证】前列腺增生症脾肾阳虚型少尿、无尿。

【出处】《浙江医学》1962，2（3）：40.

（五）隔葱盐灸

🥣 **处方 090**

食盐少量，葱白 2 根。

【操作】先将食盐炒熟，待凉后将食盐研为细末，纳脐孔，上置葱饼（葱白捣成泥状，压成约 0.3cm 厚），然后将艾炷压在葱饼上，锥尖朝上点燃，使火力由小到大慢慢深入，至脐部有灼热感时，再换灸 1 壮。待热气入腹难忍即有尿意。小便自解后，可隔日再灸 1~2 壮，以巩固疗效。

【适应证】前列腺增生症肾阳不足型少尿、无尿。

【出处】《中西医结合杂志》1985，5（11）：692.

（六）耳针

🥣 **处方 091**

盆腔（从尾骶椎进针透至盆腔）、前列腺、肾、肝、膀胱、脾、脑点、交感。

【操作】用 28 号 1 寸或 0.5 寸毫针刺所选诸穴，留针 40 分钟，中间每隔 10 分钟行针 1 次，中等刺激。

【适应证】肾阳不足型前列腺增生症。

【出处】《中国针灸》1998，18（5）：316.

处方 092

膀胱、前列腺、胃、内分泌。

【操作】用 28 号 1 寸毫针刺以上诸穴，中等刺激，留针 30 分钟，每日 1 次，5 次为 1 个疗程。

【适应证】肾阳不足型前列腺增生症。

【出处】《中国针灸》2000，20（9）：531–532.

（七）电针法

处方 093

次髎、会阳。

【操作】令患者排空尿，用 28 号 1.5 寸毫针快速刺，得气后接电针仪用疏波，电流量由小到大，针感传至外阴部为佳，1 次 / 天，30 分钟 / 次，6 次后休息 1 天。

【适应证】肾阳不足型前列腺增生症。

【出处】《针灸临床杂志》2005，21（5）：46–47.

处方 094

双侧三焦俞、膀胱俞、次髎、会阳。

【操作】后两穴要求针感传向阴部，再接电针仪，连续波，频率 80~100 次 / 分，留针 20 分钟。选神阙、关元进行药灸贴，两穴交替使用。电针和药灸 15 次为 1 个疗程。

【适应证】肾阳不足型前列腺增生症。

【出处】《针灸临床杂志》2004，20（10）：16–17.

处方 095

第 1 组取中极、归来、阴陵泉、三阴交；第 2 组取关元、水道、血海。

【操作】患者取仰卧位，先运用飞经走气四法中青龙摆尾法。进针得气后，提针至穴位浅层（天部），按倒针身，以针尖指向病所，执住针柄不进不退，向左右（在 45° 以内）慢慢摆动，往返摆针如扶船舵之状，摇摆九阳之数，使针刺感应逐渐扩散。间歇运针 10 分钟。针刺腹部穴位务使针感到达会阴部，下肢穴位针感也应有较长距离的传导。手法用毕后，加用电针疗法，接上电针仪，用连续波频率 3Hz，强度以患者能耐受为度，留针 30 分钟。每隔 2 天治疗 1 次，两组穴位交替针刺，45 天为 1 个疗程，每疗程间隔 10 天，继续下一个疗程，共治疗两个疗程。其间停用其他一切有关的药物及治疗。

【适应证】肾阳不足型前列腺增生症。

【出处】《时珍国医国药》2009，20（7）：1787.

处方 096

中极、关元、三阴交、肾俞、膀胱俞、水道、秩边、遗尿穴（双足小趾底部最下面一个横纹中点）。

【操作】选用 26~28 号 1.5 寸长的针灸治疗针，进针得气后用提插捻转手法，然后接 G6805-1 型电针治疗仪，用连续波，频率 100Hz 左右，强度中等，留针 30 分钟。每天 1 次，14 天为 1 个疗程。

【适应证】肾阳不足型前列腺增生症。

【出处】《中医药学报》2006 年，34（3）：42.

（八）按摩加针灸法

处方 097

肾俞（双）、膀胱俞（双）、关元、气海、三阴交（双）、阴陵泉（双）、阴谷（双）、照海（双）。

【操作】①患者侧卧。治疗医师洗手、戴无菌手套，涂适量石蜡，反复刺激肛门，肛门收缩敏感性降低后，食指通过患者肛门进入直肠部，在直肠前壁触摸，当触及前列腺后叶和前列腺增生狭窄环、凹凸处，施以振动、按压、轻拨等手法。每次 5~10 分钟，每 3 天（即间隔 2 天）进行一次，3 次为 1 个疗程。②针刺肾俞（双）、膀胱俞（双）、关元、气海、三阴交（双）、阴陵泉（双）、阴谷（双）、照海（双），予平补平泻手法，再以艾团于针柄燃烧。每次 20 分钟，每日 1 次，7 次为 1 个疗程。

以上治疗 1 个疗程后，休息 2 天进行下一个疗程，共 3 个疗程。

【适应证】肾阳不足型前列腺增生症。

（九）温针灸

🥣 处方 098

八髎穴（双侧上髎、次髎、中髎、下髎）。

【操作】患者取俯卧位，常规消毒穴位局部皮肤，根据患者腹壁脂肪及形体胖瘦分别选用 0.3mm ×（75~100）mm 规格的毫针。凝神进针，进针深度 70~80mm，针感以触电感传到前阴为佳，然后在双侧次髎、中髎针柄上各上 1 个点燃的艾炷（防止艾炷过多，温度过高，烫伤皮肤），每次留针 30 分钟，隔天 1 次，每周 3 次。4 周为 1 个疗程，1 个月后观察疗效。

【适应证】肾阳不足型前列腺增生症。

【出处】《实用中医药杂志》2019, 35（8）: 916–917.

🥣 处方 099

中极、关元、水道穴。

【操作】患者仰卧于床，定准穴位。用 3000GS、直径 2cm、厚 1cm 的磁片放在穴位上。接触皮肤面用 75% 乙醇常规消毒，朝上一面接高效电磁疗机电极，用 2cm × 6cm 医用胶布固定，用强密波（150~180Hz）持续治疗 30 分钟，每 10 分钟调整电磁强度一次，以患者耐受为度。

【适应证】肾阳不足型前列腺增生症。

【出处】《上海针灸杂志》2006, 25（5）: 25.

综合评按：中医外治前列腺增生症与其他方法相比，有许多特点。中药灌肠治疗急慢性肾炎少尿或无尿期，有肯定的疗效。蒸汽、熏洗、熨、坐浴等疗法，多适用实证或虚实夹杂证。灸法、贴敷法、电磁疗法多用于虚证。临证时，可一法独用，亦可数法合用，变通应用，不必拘泥。对上述方法仍无效，膀胱膨隆，小腹叩浊，又要及时导尿，防生变端。如尿毒内攻，出现厥脱之变，当中西医结合，积极救治。

第八节　勃起功能障碍

勃起功能障碍（ED）是男性最常见的性功能障碍之一。它是指行房时阴茎不能持续地或反复地获得或维持足够硬度的勃起以进行性交。中医学也称"阳痿"。此外尚有"筋痿""阴器不用""不起"等名称。

1. 临床表现及诊断

患者是否患有勃起功能障碍，据症状和病史即可确诊，但仍需一系列查体和相关检查。

（1）症状：了解病史，对勃起功能障碍的正确诊断具有重要意义。所以，医生一定要对患者关心、同情以获得患者的信任，使其能详细诉说病史。要了解勃起功能障碍的发生及发展情况，是突然不能勃起，还是逐渐下降；阴茎能否勃起，在什么情况下勃起；有无明显发病诱因，如有无精神创伤史、外伤史，有无糖尿病、高血压、动脉粥样硬化等、有无过度手淫史或恣情纵欲史，是否酗酒等。了解夫妻感情，家庭环境，工作性质以及以往用药情况等。

（2）体征：除全身检查外，应重点检查外生殖器、睾丸、乳房、神经系统。如有无睾丸，睾丸的大小和质地如何；阴茎有无畸形、包茎、龟头炎、包皮炎等，是否做包皮手术；患者的第二性征发育情况及有无男性乳房发育等。检查肛门括约肌张力，以了解球海绵体反射是否正常。通过下肢检查，以排除任何明显的神经异常，如运动障碍、感觉丧失、异常深腱反射或异常巴宾斯基反射。

（3）现代仪器诊断：

①激素测定：做血清睾酮（T）、FSH、LH、PRL 测定。勃起功能障碍患者至少应做一次 T 测定，若属正常，其他激素不需测定。若首次检查较低，最好重复一次，同时做 FSH、LH、PRL。若 T 低下，而 FSH、LH 正常或增高，则为原发性睾丸功能不全，可能出现睾丸萎缩或无睾丸，或睾丸的坚实度降低。若性腺功能低下是继发于下丘脑垂体病变者，睾丸大小可

正常，但一般血清 PRL 升高，这类患者血清睾酮并不降低。

②神经系统检查：患者逐渐丧失勃起能力，或不能维持勃起，并发展到在任何情况下都不能勃起，应考虑有神经方面的病变。常用的方法有：a. 骶诱发电位测定：骶诱发电位是反映骶髓（S2~S4）球海绵体反射的神经生理，这一反射的神经通路是阴茎背神经、阴部输入神经、骶髓、阴部输出神经及深会阴神经。刺激电极置于阴茎干，反应电极置于一侧球海绵体肌，从刺激至出现第一个反射性 EMG 的时间叫反射潜伏期，正常骶神经潜反射均值为 34.6±5.1 毫秒，如在 40 毫秒以上，提示有神经病变可能，如糖尿病性勃起功能障碍患者潜伏时间可延长到 46 毫秒，若病情发展，潜伏期将进行性延长，直至消失。虽然骶诱发电位是测定体神经功能，由于副交感神经元与体神经元在中间灰质紧密相连，故该方法也可用于测定自主神经病变。

③背神经－体感诱发电位试验：是外周及中枢阴部输入神经通路的客观感觉评估，能测出神经病变是否存在及其部位和性质。方法是电刺激背神经，表面电极置于中枢神经系统内部某一部位，记录从骶髓至大脑皮质诱发电位波（EEG）。第一潜伏期是从刺激到出现第一个脊髓反应（外周传导时间），第二个潜伏期是从刺激到出现第一个大脑反应（总传导时间），从总传导时间减去外周传导时间即为中枢传导时间。若为外周神经病变，外周传导时间延长。骶髓病变，外周及总传导时间均延长；骶髓上病变，总传导时间及中枢传导时间均延长，而外周传导时间正常。

④阴茎生物感觉测定：是测定阴茎皮肤震荡觉阈的一种感觉评估。勃起功能障碍患者都应进行。方法是将一振荡器置于阴茎干两侧及阴茎头，当振幅逐渐增加时，让患者告知第一次感到振动，当振幅逐渐减小时，振动何时消失，把所得结果与正常曲线图相比，如龟头感觉属正常高值，反映阴茎真皮的帕奇尼小体相对缺乏。

此外，因自主神经病变可同时影响勃起和排尿功能，所以做膀胱容量、膀胱测压和残余尿测定，也是对勃起功能的一个间接反应。

（3）血管系检查：

①阴茎血压测定：阴茎海绵体动脉的压力及血流决定海绵体的充盈及勃起程度。通过测量阴茎收缩压，可初步判定阴茎血管供血状况如何。测

量方法为把 3cm 宽的气囊带（如手指测压用的袖带）围绕阴茎根部，充气至大于患者肱动脉收缩压，用 95MHz 多普勒听诊器放于气囊带远侧阴茎背外侧部，使与阴茎中心成角。气囊带逐渐放气至听到开放音出现，记录为阴茎深动脉的收缩压。一般阴茎血压低于或略低于肱动脉的收缩压。其差值大致在 267kPa（20mmHg）之内，如差值大于 533kPa（40mmHg）则有阴茎供血不足。阴茎肱动脉血压指数（阴茎动脉收缩压与肱动脉收缩压之比）PBI > 0.75，表示阴茎血供正常。若 PBI < 0.6，表明血管供血不全；介于 0.6~0.75 之间，表明阴茎血管可能供血不全。

②血管活性药物试验：a. 罂粟碱试验：用罂粟碱 30~160mg，通常为 30mg，注入一侧阴茎海绵体内，并压迫阴茎根部。注药后 15 分钟测量患者站立时阴茎与大腿的夹角。正常情况下，阴茎勃起角大于 90°（正常：90°~130°），而血管异常的患者，阴茎勃起角明显小于 90°，一般在 0°~60° 之间。若能在注射后用超声实时机械扇形双维扫描仪测定动脉功能状态，可更准确地测定血管内径的变化，并可算出平均流率，有助于鉴别动脉性勃起功能障碍或非动脉性勃起功能障碍。注射药物也可联合应用，即罂粟碱 30mg 配用 1mg 酚妥拉明。若注药后阴茎勃起时间大于 6 小时，则应立即采取相应措施。b. 前列腺素 E1 试验方法：用前列腺素 E1 20μg 注入一侧阴茎海绵体内，挤压 5 秒使药物得以扩散。注射数分钟后阴茎即可勃起，在无刺激情况下至少勃起时间保持在 30 分钟者为正常，否则应于 1 周后加大前列腺素 E1 剂量再行注射。

③盆腔窃血试验：在主-髂动脉阻塞的患者，由于血流来源减少，所以在尾部及股部肌肉活动而需要血流增多的情况下，只能从阴部血管中将血窃到大的侧支通道而引入肌肉动脉。因而在性生活开始时阴茎勃起尚正常或接近正常，但在性交时应用了臀部及股部肌肉，就使阴茎血液被动转流，从而使硬度降低，同时可发生痉挛性疼痛。试验方法：先在腿部活动前求得 PBI，然后在立位或仰卧位要求患者用膝关节及髋关节对抗地板或墙做屈伸动作（持续不超过 3 分钟），直到患者感到肢体疼痛或极度疲劳为止。运动后，再测 PBI，若 PBI 降低 0.1 以上，表示运动后阴茎动脉血流明显减少，即有盆腔窃血综合征。

④盆腔血管同位素扫描：应用 99mTc 静脉注入，于注入后 2 秒起做盆

腔血管的 γ 照相，一直追踪至 60 秒。然后根据扫描图上盆腔血管和阴茎海绵体的同位素显示情况进行分析，有病变者显示不良。该方法较客观，无损伤，可用于阴茎血管重建术前、后的自身对照检查。

⑤阴茎海绵体造影：于两侧阴茎海绵体内分别注入血管造影剂，然后进行局部摄片即可。造影有两方面意义，既可直接观察海绵体的形态情况，又可了解静脉回流情况。正常人完全排空造影剂的时间为 90 分钟，通过造影剂排空时间可以观察静脉引流情况。勃起功能障碍患者完全排空时间为 75 分钟，表示海绵体漏溢较快是影响勃起的原因。该方法对血管性勃起功能障碍的诊断及血管重建术具有重要指导意义。

⑥盆腔和阴部内动脉造影：采用经皮穿刺股动脉做双侧选择性髂内动脉和超选择性阴部内动脉造影，必要时可应用人工被动勃起来观察阴茎血管的情况。同时，也应了解主动脉及其分叉以及髂外动脉、股动脉及腹壁下动脉等情况，以了解病变程度和做血管重建术时参考。

（4）夜间勃起试验：阴茎夜间勃起是自主神经活动的一个组成部分，常发生于睡眠的快速动眼期（REM）。但每次勃起的开始和结束并不完全和 REM 期符合。有时夜间勃起也发生于非 REM 期，但老年人多见。通常夜间勃起发生很突然，并很快达到最大硬度；勃起消退较快，约在 5 分钟内完全消退。夜间勃起不受性爱、性梦及膀胱充盈等情况的影响。各年龄段正常男子都可发生夜间勃起，但勃起的次数和时间随年龄不同而有一定差异。青春期男性每晚平均勃起 6 次以上，每次 20~30 分钟，总时间达到 2.5 小时以上。青年男性每 72~100 分钟可发生 1 次，平均每晚约 4 次。65 岁的健康男子，每晚仍有 1.5 小时的勃起时间。

夜间勃起是潜意识的阴茎活动的客观表现，也是清醒状态下勃起能力的可靠生物学标志。监测睡眠中的勃起可排除心理因素的干扰，是鉴别精神性勃起功能障碍及器质性勃起功能障碍的方法之一。若无夜间勃起或勃起程度在同年龄组正常值以下，则可能有器质性病变。若夜间勃起正常则可能为精神性勃起功能障碍。常用的夜间监测方法有：

①邮票试验：选用 4 张联孔邮票环绕阴茎体部，将其重叠部分粘住使形成一环，之后入眠。清晨检查邮票是否沿联孔断开，若是沿重叠部分脱落则无意义。此法简便，但无法判定夜间勃起强度及勃起次数。

②体积描记器：利用体积描记器，可描记出阴茎大小的变化、阴茎勃起强度、勃起次数和勃起持续时间。具体方法是：用两根灌注水银的管子（内径为 0.004cm，外径为 0.1cm），一根均匀地绕置于阴茎头后部，另一根绕于阴茎体根部，再用电极联络。当阴茎勃起后，该两者间的周径差别和勃起持续时间可以经体积描记器表现出来。也可单用一根灌注水银的管子置于阴茎体，由体积描记器记录。一般连续测三夜，可获得较完整的记录。

③勃起功能障碍检测仪：它由 Holter 和主机两部分组成，Holter 部分患者可带回家中夜晚使用，第二天与主机对接，并打印出阴茎夜晚活动曲线。一般均能较准确地反映出夜间阴茎勃起次数、勃起强度、每次勃起持续时间等，最好能连续做两个晚上。

（5）心理学诊断：由于器质性勃起功能障碍也常伴有不同程度的心理因素，因而无论何种勃起功能障碍都应做心理学诊断。包括心理学的咨询、心理学会诊以及明尼苏达多面性人格调查表等。

2. 中医分型

由于导致勃起功能障碍的病因较多，临床表现也颇为复杂。或神情抑郁，善叹息；或形体肥胖，畏寒肢凉；或舌苔黄腻，舌质有瘀点瘀斑；或脉沉细无力，或脉弦、沉涩等，其常见分型如下。

（1）肾阴亏损型：临床表现为勃起功能障碍，头晕耳鸣，腰膝酸软，神疲乏力，潮热盗汗，遗精，五心烦热。舌红、苔少，脉细数。

（2）命门火衰型：临床表现为勃起功能障碍，腰膝酸软，畏寒肢冷，精冷滑泄，小便清长，精神萎靡。舌淡、苔白，脉沉细无力。

（3）肝气郁结型：临床表现为勃起功能障碍，胸胁胀满，善叹息，情志抑郁，急躁易怒。舌淡、苔白，脉弦。

（4）湿热下注型：临床表现为勃起功能障碍，阴囊潮湿、瘙痒，心烦，口苦，胸胁胀痛、灼热，厌食，大便黏滞，小便短赤。舌质红、苔黄腻，脉滑数。

（5）寒凝肝脉型：临床表现为勃起功能障碍，少腹牵引睾丸坠胀冷痛，遇寒加重，得热则减。舌苔白滑，脉沉弦或沉迟。

（6）痰湿阻络型：临床表现为勃起功能障碍，形体肥胖，身重胸闷，纳呆，嗜睡，小便不利。舌体胖大有齿痕、苔白腻，脉滑。

（7）败精瘀阻型：临床表现为勃起功能障碍，少腹牵引睾丸疼痛，胸胁窜痛。舌质紫暗或有瘀点瘀斑，脉涩。

（8）心脾两虚型：临床表现为勃起功能障碍，神疲乏力，纳差，腹胀，便溏，面色不华，心悸，失眠。舌淡、苔薄，脉虚细或结代。

（9）恐惧伤肾型：临床表现为勃起功能障碍，心虚胆怯易惊，夜眠不宁，噩梦频多，心情烦躁。舌淡、苔白，脉弦。

（10）脾胃气虚型：临床表现为勃起功能障碍，见纳少，腹胀，饭后尤甚，大便溏薄，肢体倦怠，少气懒言，面色萎黄或㿠白，浮肿，或消瘦。舌淡苔白，脉缓弱。

一、药物外治法

（一）穴位贴敷法

处方 100

当归 120g，熟地 12g，淫羊藿 9g，露蜂房 6g 肉苁蓉 9g，巴戟天 9g，远志 6g，九香虫 6g，雄蚕蛾 15g，大蜻蜓 6 个，鹿茸 10g。

【用法】上药制成膏药，取关元、神阙、肾俞（双）及肾经其他有关穴位，贴上膏药，2 天更换，病愈为止。

【适应证】命门火衰型肾亏阳弱，阳痿早泄，神经衰弱，记忆减退，腰酸腿软，精神萎靡，夜尿过多，食欲不振，先天不足，发育不全及各种性功能减退等。

【出处】邱天道 .《新兴膏药应用指南》军事医学科学出版社 .

处方 101

起阳膏：附子、肉桂、巴戟天、白芥子、麻黄、延胡索、麝香。

【用法】以麝香为引药，制成软膏后贴敷于气海、关元、中极、足三里、肾俞、命门、志室、太溪等穴。关元为任脉和足三阴经之会穴，肾俞为其本脏之俞穴，两穴均有补益培元、壮阳之功；太溪为肾经之原穴，肾虚之证当取本经原穴以治其虚，是为治本之法。

【适应证】命门火衰型阳痿。

【出处】《浙江中医杂志》2015，50（7）：506-507.

（二）涂擦法

处方 102

风仙花子 15g，阿片 3g，蟾酥 3g，麝香 3g。

【用法】以上诸药，加大葱适量捣为丸，如黄豆大、阴干。临睡前用药丸 3 粒，白酒化开，涂于神阙、曲骨、阴茎头上。每晚 1 次，直至病愈。

【适应证】命门火衰型阳痿。

【出处】张建德 .《中医外治法集要》陕西科学技术出版社 .

二、非药物外治法

（一）隔姜灸法

处方 103

关元、神阙、中极、肾俞、腰阳关、命门穴。

【操作】取穴，按隔药（姜）灸法操作，每次选用 3~5 个穴位，每穴每次灸 3~5 壮，每日 2 次，7~10 次为 1 个疗程或至病愈为止。心脾受损型加取脾俞、心俞、足三里，湿热下注型加取阴陵泉。

【适应证】阳痿，属命门火衰者。

【注意事项】灸治时谨防烫伤，实热证禁用。

【出处】田从豁，臧俊岐 .《中国灸法集粹》辽宁科学技术出版社 .

（二）温针灸法

处方 104

主穴：关元、气海。配穴：心脾两虚、惊恐伤肾，配神门、内关、心俞、足三里；湿热下注肝肾，气血不荣宗筋，配肝俞、太冲、胆俞、阳陵泉、肾俞；肾元亏损，命门火衰，配肾俞、命门、阴陵泉。

【操作】针刺得气后，使针感传至阴部，在针柄上套 1.5cm 左右的温灸纯艾条。点燃后施灸，每穴灸两壮。燃尽后起针，1 次 / 天。

【适应证】各型阳痿。

【出处】《临床医药文献杂志》2014，1（10）：1754.

（三）拔罐疗法

处方 105

大赫穴。

【操作】施行刺罐法，留罐 10~15 分钟，隔日 1 次。

【适应证】命门火衰型阳痿。

【出处】张建德.《中医外治法集要》陕西科学技术出版社.

（四）按摩法

处方 106

涌泉、大赫、命门、长强、肾俞。

【操作】①以摩法摩涌泉、大赫、命门穴。②以捏按法捏按涌泉、大赫、长强、肾俞。③以叩法叩涌泉、命门。④以搓揉法搓揉涌泉（可外用薄荷油）。

【适应证】命门火衰型阳痿。

【出处】张建德.《中医外治法集要》陕西科学技术出版社.

（五）埋针法

处方 107

双侧三阴交穴。

【操作】采用耳针在双侧三阴交穴位埋针。

【适应证】命门火衰型阳痿。

【出处】张建德.《中医外治法集要》陕西科学技术出版社.

（六）针刺法

处方 108

肾俞、命门、志室、次髎、三阴交、足三里、气海、关元、曲骨。

【操作】用 28 号针灸针，常规消毒局部皮肤，患者可取侧卧位。针气海、关元、曲骨时应针尖向下使针感向阴茎和龟头部放射，手法用补法

（捻转或提插）并配合灸法；肾俞、命门、志室、次髎针刺时应使针尖向脊柱方向斜刺，并使针感向外阴部放射；足三里、三阴交运用平补平泻法。10 分钟行针 1 次。治疗的同时可用远红外线照射局部腰腹部。每次治疗 1 小时，1 天 1 次。10 次为 1 个疗程。疗程间可休息 3~5 天，一般患者 2~3 个疗程就有明显效果。

【适应证】命门火衰型阳痿。

【出处】《针灸临床杂志》2008，24（12）：27-28.

综合评按：外治法对阳痿的治疗过程中，无论寒、热、虚、实及性神经衰弱，或其他疾病因素导致的，都有显著可靠的效果。本文收录的诸法各有特点。如隔姜、温针等灸法，有作用迅速、直达病所的特点。贴敷、涂擦诸法，各施其长，而且携带方便、随时随地可用，灵活性强。近年大量临床资料分析表明，外治法总有效率在 73.2%~95.5% 之间，临床痊愈达 45.2%~60.1%，显效以上占 57.3~93.1%，远期疗效亦明显优于其他方法。灸、贴、涂等法，不仅是临床目前可能根治阳痿的有效方法，而且有很大的研究价值，相关药物的剂型开发也在不断完善。

阳痿之证，病因复杂，许多疾病及精神因素都可导致。在进行中药外治的同时，要嘱患者戒除不良生活习惯，消除精神障碍，做到起居有常，适当参加体育锻炼，这些亦是提高疗效不可忽视的重要环节。

第九节　睾丸鞘膜积液

睾丸鞘膜积液是各种原因使睾丸鞘膜的分泌、吸收功能失常，导致鞘膜囊内积蓄过量液体而形成的病证。该病为鞘膜积液中最常见的类型，也是较常见的男性疾病。鞘膜积液按其解剖部位、形态和有无合并腹股沟疝可分为八种类型：睾丸鞘膜积液、婴儿型鞘膜积液、先天性鞘膜积液、精索鞘膜积液、疝性鞘膜积液、附睾鞘膜积液、腹腔阴囊型鞘膜积液及混合型鞘膜积液。按病程和起病情况又可分为急性和慢性两种。此外，发病时期又可分为原发性（先天性）与继发性（后天性）鞘膜积液。中医把此病归于"水疝"范畴，也有的中医书称之为"痨疝"或"偏坠"。

1. 临床表现及诊断

（1）症状与体征：患者多有急性睾丸炎、附睾炎、精索炎、损伤、梅毒、结核等病史。起病缓慢，多为单侧发生，以青壮年多见。其症状依囊肿的大小、囊内压高低和有无急性感染而定。原发性鞘膜积液体积小，囊内压力不高，无感染时一般无自觉症状，囊内压力增高时可出现胀疼、牵拉或下坠感。肿块大者可影响活动、排尿及性生活。急性感染性鞘膜积液可出现局部剧痛，并可牵扯腹股沟区或下腹部疼痛，常伴有恶心、呕吐等症状。

阴囊内囊性肿块，呈球形或梨形，伴睾丸下降不全时，为腹股沟或耻骨旁的囊性肿块。表面光滑，柔软而有波动感，无压痛，阴囊皮肤多正常，有炎症时可有阴囊水肿和疼痛。囊内压力大时扪之张力大，有弹性。囊壁增厚、钙化时可有结节感或捻发音。肿块不能还纳，与阴囊皮肤不粘连，睾丸、附睾多为积液包裹而不易扪清。阴囊部肿块透光试验阳性，穿刺可抽及液体。巨大鞘膜积液可使阴囊极度增大，致使阴茎内陷。

（2）实验室检查：对穿刺液体做细菌培养，血吸虫性可查到虫卵，乳糜性可发现微丝蚴。但诊断性穿刺要慎重，急性感染性鞘膜积液不宜穿刺；若怀疑睾丸、附睾肿瘤或伴有癌者，禁忌穿刺。

（3）影像检查：会阴部X线平片可确定鞘膜囊壁有无钙化。鞘膜囊穿刺抽液注入造影剂摄片可检查囊壁是否光滑，睾丸、附睾形态是否正常，超声波和放射性核素等检查有助于确定阴囊内肿块是囊性、实性或睾丸、附睾有无病变。

2. 中医分型

（1）水湿内结型：临床表现为阴囊逐渐肿大，状如水晶，不红不热，触之有囊性感，或伴情志不舒、阴囊隐痛，痛无定处。舌淡、苔薄白，脉弦。

（2）寒湿内结型：临床表现为阴囊肿胀，坠感明显，或下腹部不适、活动不便，阴茎隐缩，或阴部寒冷，身重而冷。舌淡苔白，脉沉滑。

（3）湿热蕴结型：临床表现为阴囊单侧肿大，皮肤色红，灼热，潮湿，睾丸肿痛，或伴全身发热，小便短赤。舌红、苔黄厚腻，脉濡或滑数。

（4）肾虚水滞型：临床表现为阴囊肿胀，日久不消，阴囊及小腹冷痛，伴腰酸膝软，溲清便溏。舌淡、苔白，脉弱无力。

（5）虫积阻络型：临床表现为有丝虫病感染史，或见下肢象皮肿，阴囊肿大，皮肤增厚，表面粗糙，失去弹性及收缩力，积液呈米泔水样，面唇部有虫斑。舌淡胖、苔白稍腻，脉沉滑。

一、药物外治法

（一）外敷法

处方 109

丁香、车前草。

【用法】把丁香于厚铜皿中反复用铜棒锤打研压成细末，去粗末，瓶装备用。先行患侧阴囊常规消毒后，用注射器穿刺吸去睾丸鞘膜积液。当日始，用丁香粉 2g 敷于神阙穴，十字胶布外固定，每两日换药 1 次。每晚睡前用 20g 车前草，加入 300ml 水煎成约 100ml 药液，将小毛巾湿透后外敷积液患部 30 分钟（敷前用热毛巾敷患部至潮红）。10 次 1 个疗程。

【适应证】肾虚水滞型睾丸鞘膜积液。

【出处】《中国针灸》2000，（2）：10.

处方 110

五倍子、枯矾、苍术、黄柏各 10g。

【用法】上药加水 300ml，浸泡 1 小时，煎 0.5 小时，待药温后，用纱布蘸药液湿敷阴囊，凉时加温更换。每日 2~3 次，每次 30 分钟。下次用时须将药液加温，两周为 1 个疗程，共 2 个疗程。

【适应证】湿热蕴结型睾丸鞘膜积液。

【出处】《中医外治杂志》2005，14（3）：55.

处方 111

紫苏叶、生牡蛎等量。

【用法】上药研为细末，用热茶水调匀适量药末，再加用米醋调成黏稠糊状，立即涂敷患处，即调即涂，每日 1~5 次。复涂前可用温茶水洗净患处，候干再涂药，一周为 1 个疗程。

【适应证】水湿内结型睾丸鞘膜积液。

【出处】《中医外治杂志》2002，11（3）：45.

（二）熏洗法

处方 112

蝉蜕 30g，银花 15g，茯苓 20g，炒白术 15g，泽泻 15g，猪苓 12g，防风 10g，羌活 6g，陈皮 10g，桂枝 5g。

【用法】加水 800ml，煎 20 分钟，每剂连煎 3 次，将 3 次所煎之药液混合，趁热用干净毛巾或纱布蘸药液外洗和湿热敷患处，每次半小时，3 次/天，药液冷后可重新加热应用。每日 1 剂，10 天为 1 个疗程，休息 1 天，再进行第二个疗程。

【适应证】水湿内结型睾丸鞘膜积液。

【出处】《基层医学论坛》2010，14（8）：729.

处方 113

枯矾 10g，五倍子 10g，蝉蜕 15g，紫苏叶 15g，肉桂 6g，吴茱萸 6g，车前子 10g。

【用法】上药用纱布包好，加水 1500ml，煎沸 10 分钟后，把药液倒入盆内，趁热先熏后洗，晾至微温时，将阴囊全部放入药液中浸泡，每日 2 次，每次 10~30 分钟。再次用药时，需将药液加热，每 2 日用药 1 剂，连用 3 剂为 1 个疗程。

【适应证】肾虚水滞型睾丸鞘膜积液。

【出处】《国医论坛》2006，21（5）：33.

（三）涂擦法

处方 114

五倍子 125g。

【用法】五倍子 125g，依法制成涂膜剂。洗净擦干患者阴部，用干净消毒棉球将五倍子涂膜剂涂于阴囊肿物处，尽可能一次涂成，以免影响成膜效果。24 小时换药 1 次，换药时揭去薄膜，洗净擦干后再如法涂药。7 天为 1 个疗程。

【适应证】肾虚水滞型睾丸鞘膜积液。临床表现：阴囊逐渐肿大。

【出处】《中医外治杂志》2004，13（2）：15.

综合评按：本病为有形之病，常为寒湿或湿热之邪客居足厥阴肝经而成。病性有寒、热、虚、实之别。虚者，多为肾气亏虚。实者，常为水湿停聚，气滞血瘀。寒者，以寒湿凝滞肝脉多见。热者，多为湿热下注肝脉。治疗当以疏肝理气为大法。寒湿者，宜散寒除湿，活血通络。湿热者，当清利湿热，兼虚者，当温补肝肾。

睾丸鞘膜积液是因各种原因使睾丸鞘膜的分泌、吸收功能失常，导致鞘膜囊内积聚过量液体而形成的病症，是较常见的男性疾病。目前西医临床多采用手术治疗，如鞘膜翻转术、穿刺抽液注射等，但手术往往给患者带来痛苦，并且常见切口感染、出血、阴囊水肿、精索睾丸损伤、睾丸萎缩等并发症，因而常有患者及患儿家长不愿接受。中医在治疗本病上，积累了丰富的经验，充分发挥了中医整体观念及辨证施治的思想，总结了中医外治、针灸治疗等方法，效果显著。但对保守治疗无效或积液较重者，宜及时手术。

第十节　精索静脉曲张

精索静脉曲张是由于精索静脉蔓状丛伸长扩张、迂曲，继而引起一系列临床症状的疾病。本病在男性青春期前即可发生，青春期后，随着年龄的增长，发病率逐渐升高。本病多见于 18~30 岁青年男子，发病率各家报道极不一致，占男性人群的 8%~23%。而在男性不育症患者中则高达 21%~42%，超过其他各种病因。传统观点认为，本病绝大多数发生在左侧，而右侧或双侧少见。经精索静脉造影证实，精索静脉曲张发生在左侧的有 80%~98%，双侧者可高达 20%~58%。临床上本病有原发和继发之分，继发者多由后腹膜后病变，如肾肿瘤、肾积水等阻碍精索内静脉血液回流所致。

中医文献中无此病名，根据其临床表现属中医学的"筋瘤""筋疝"等范畴。

1. 临床表现及诊断

（1）症状和体征：轻度精索静脉曲张，一般无明显症状。病情较重者常有患侧阴囊肿大、坠胀感，或钝性隐痛，同侧睾丸、少腹有抽痛、坠胀不适感，站立过久或行走时间过长或重体力劳动可使症状加重，同时可伴有失眠多梦、乏力头晕等神经衰弱症状。甚者出现阳痿、早泄等性功能障碍。据统计，真正因症状而来就诊的精索静脉曲张患者，不足35%，多因不育就诊检查而发现。

典型患者在阴囊皮肤浅表可见扩张并扭曲的呈浅蓝色的蔓状血管丛，触诊可感觉到这种曲张静脉呈蚯蚓团状，若平卧或按压后便消失，站立时复现。不典型病例需采用Valsalva's方法检查，被检者取站立位，检查者用手按压被检者腹部以加大腹压，并请患者屏气用力加大腹压以配合，再触摸阴囊内精索静脉，可发现轻度的精索静脉曲张。根据以上检查，临床上将精索静脉曲张分为如下四级：Ⅲ级精索静脉曲张大而可见，容易摸到；Ⅱ级精索静脉曲张可以摸到，但不能看见；Ⅰ级精索静脉不能摸到，但Valsalva's试验时可出现；0级无精索静脉曲张症状表现，Valsalva's试验也不能出现。

（2）实验室及影像检查：

①红外线测温检查：由于精索静脉曲张时，患侧阴囊的温度尤其是静脉曲张部位的温度会升高，采用红外线照相机对被检查阴囊摄片，再分析精索静脉曲张的程度。另外，也有人采用一般测温方法，记录阴囊各部位的温度来判断精索静脉曲张是否存在。

②超声波检查：采用多普勒超声听诊技术，可以判断精索内静脉中血液反流情况。Hirsh采用此法将精索内静脉反流现象分为三级：Ⅰ级表示精索内静脉血液瘀滞，但无自发性静脉反流；Ⅱ级表示精索静脉发生间歇性反流；Ⅲ级表示精索内静脉发生持续性反流。另外，彩色B超检查，对本病诊断也具有重要意义。

（3）静脉造影检查：由于精索静脉曲张时常有左肾血液逆流入左精索

内静脉的特点，可进行左肾静脉或左精索内静脉造影，以观察精索静脉曲张的情况。一般采用经由大隐静脉或股静脉逆行插管通过股静脉、下腔静脉到左肾静脉或再进入左侧精索内静脉，注入造影剂。正常情况下，造影剂不应逆流充盈精索内静脉，如有精索内静脉曲张时，则发生逆流以及充盈精索内静脉，显示出静脉扩张的程度。若仅部分充盈，为轻度；若全部扩张充盈，则为重度。

（4）精液常规：可见精子计数低，活动力下降，精子形态学上不成熟，尖头精子增多等。

2. 中医分型

（1）湿热瘀阻型：临床表现为阴囊坠胀，灼热疼痛或红肿，蚯蚓状团块较大，伴身重倦怠，脘腹痞闷，口中黏腻，恶心。舌红，苔黄腻，脉弦滑。

（2）寒湿阻络型：临床表现为阴囊坠胀发凉，睾丸疼痛，牵及少腹、会阴，甚至阳缩，局部青筋暴露，状若蚯蚓，久行、久立加重，平卧休息减轻，腰膝酸痛，精液清冷，形寒肢冷。舌淡，苔白，脉沉细。

（3）瘀血阻络型：临床表现为阴囊青筋暴露，盘曲成团，状若蚯蚓，睾丸胀痛较甚，或伴面色晦暗，精液异常、少精。舌质暗或有瘀斑点，苔白脉弦涩。

（4）肝肾亏虚型：临床表现为阴囊、睾丸坠胀不适，时有隐痛，阴囊青筋显露，伴头晕、目眩，腰膝酸软，失眠多梦，阳痿，不育。舌淡，苔白，脉沉细无力。

一、药物外治法

外敷法

处方 115

川椒 5g，艾叶 15g，防己 20g，木香 10g。

【用法】每日 1 剂，将其兑入煎好的内服药渣内，用纱布包成 2 包，加水适量，再煎数滚，趁热轮换外敷患处半小时左右，每日 1~2 次。

【适应证】瘀血阻络型精索静脉曲张。

【出处】《中国临床医生》2002，30（11）：55.

二、非药物外治法

（一）温针灸法

🥣 处方 116

水道（患侧）、足五里（患侧）两穴。

【操作】水道采用提插补法，至针感向患侧会阴部放散；足五里采用提插泻法，使针感遍及大腿内侧上部至患侧会阴部。上述两穴位进针得气后，将艾绒捏在针柄上并点燃，同时采取措施防止燃烧后的灰烬落下灼伤皮肤。待艾绒燃尽后，留针30分钟，3天治疗1次，7次为1个疗程，休息1周继续下一个疗程。

【适应证】湿热蕴结型精索静脉曲张。

【出处】《中国民间疗法》2011年，19（12）：47.

（二）针挑疗法

🥣 处方 117

主点：骶丛神经刺激点；配点：腰2神经点或大椎点。

【操作】取主点和配点，用特制不锈钢挑针刺入达皮下，中频手法（80~120次/分），每周针挑1次。

【适应证】瘀血阻络型精索静脉曲张。

【出处】《中国针灸》2005，25（7）：455.

综合评按： 要详问病史，结合体检，以明确诊断。因为有些患者有类似的症状，而体检未触及曲张的静脉；相反，另外一些人体检可在局部触及严重的蚯蚓状曲张静脉，而患者却无明显的主观症状，对这些患者的诊断及治疗方法的选择应该很慎重，对高度怀疑者，要及时进行相关现代仪器诊断。

精索静脉曲张的基本病机为肝肾亏虚，瘀血内阻。临证时既要抓住这一特点，又要结合其他病理，肾阴虚者，补肾养阴；肾阳虚者当温肾助阳；因于寒者，当温经散寒；因于湿热者，当清利湿热，以谨守病机，选方用药。

现代研究表明，中医外治法可以活血化瘀，用于治疗精索静脉曲张，一方面可以减轻疼痛症状，另一方面可以改善睾丸微环境，提高患者生育能力。

第十一节　慢性前列腺炎

慢性前列腺炎是青壮年男性的一种常见病，好发于 20~50 岁之间，据有关资料统计其发生率为 10%。本病起病缓慢，临床表现复杂且无特异性。

中医学文献中无此病名，但据其表现，可概属于中医的"肾虚腰痛""淋浊""癃闭"等范畴。

1. 临床表现及诊断

详问病史，如有急性前列腺炎迁延未愈，可转为慢性，但大多数慢性前列腺炎患者并无急性感染过程。

（1）症状和体征：常表现为尿频、尿急、尿痛、尿余沥不尽、尿等待等。会阴部、肛门，或少腹部、腹股沟部、睾丸坠胀疼痛或不适。尿道口有滴白，常在小便末或大便后发生。有时可表现为尿道灼热。生殖系症状主要为性欲下降，勃起功能障碍，甚则血精等。全身症状可表现为精神抑郁、失眠多梦、神疲乏力、腰膝酸软等。

肛诊前列腺可有轻度压痛，前列腺大小不等，质地各异，表面可有小结节。前列腺大者，质地较软；前列腺小者，质地较硬，也有大小质地均正常者。

（2）实验室及影像检查：

①前列腺液检查：若白细胞 ≥ 10/HP 或白细胞有成堆现象，即可诊断；卵磷脂小体减少或消失。

②前列腺液培养：对慢性前列腺炎的诊断，尤其对慢性细菌性前列腺炎和非细菌性前列腺炎的鉴别诊断，具有重要参考价值。

③细菌学定位检查（四段培养）：可将前列腺炎、尿道炎或尿路感染加以区别。方法是消毒尿道口并留初尿 10ml（VB1）代表尿道标本；排

尿 200ml 弃去，再留中段尿 10ml（VB2）代表膀胱标本；然后取前列腺液作标本（EPS）；前列腺按摩后立即排尿 10ml（VB3）代表前列腺及后尿道标本。所有标本均做细菌培养加计数及药敏试验，若 VB2 细菌多并超过 1000CFU/ml，为膀胱炎；VB1 细菌最高污染值为 1000CFU/ml，当 VB2 无菌时，VB1 菌数明显超过 EPS 或 VB3，可诊断为尿道炎；若 VB1 及 VB2 阴性或＜3000CFU/ml，而 EPS 或 VB3 超过 5000CFU/ml，即 VB3 超过 VB1 两倍时，可诊断为细菌性前列腺炎；若 VB1 等四个标本均无菌时，即可诊断为无菌性前列腺炎。

④前列腺液 pH 测定：一般认为，在正常情况下，前列腺液的 pH 为 6.5~6.8。慢性前列腺炎时，pH 则明显升高。前列腺液 pH 的测定不仅可作为该病诊断的参考，而且也可作为疗效判定的一个指标。

⑤前列腺液免疫球蛋白的测定：在慢性前列腺炎的前列腺液中，三种免疫球蛋白均有不同程度的增加，其中 IgA 最明显，其次为 IgG，而且这种增加在慢性细菌性前列腺炎更为明显。

⑥前列腺 B 超测定：对慢性前列腺炎的诊断具有重要参考价值。

⑦前列腺穿刺活检：对慢性前列腺炎的诊断有决定性意义。但对区分细菌性或非细菌性前列腺炎价值不大，再加上具有一定创伤，故临床较少应用。

2. 中医分型

慢性前列腺炎患者，常伴有尿频，尿急，尿余沥不尽，精神抑郁，腰膝酸软，神疲乏力，头晕耳鸣，少腹、会阴、睾丸等处坠胀疼痛，舌质红、苔黄腻，或舌淡、苔薄白、质暗，有瘀点、瘀斑，脉濡数，或沉细，或涩等。

（1）湿热下注型：临床表现为尿频，尿急，尿痛，尿余沥不尽，尿道有灼热感，小便黄，或尿道口滴白，睾丸、会阴、少腹等处坠胀疼痛，阴囊潮湿，口苦，口干黏腻。舌质红，苔黄腻，脉滑数或濡数。

（2）阴虚火旺型：临床表现为尿频，尿急，尿道口灼热，会阴及少腹隐痛，失眠多梦，阳事易举，腰膝酸软，头晕耳鸣，潮热盗汗，小便短少。舌红，少苔，脉细数。

（3）脾肾两虚型：临床表现为尿频，尿急，尿余沥不尽，排尿困难，尿等待，少腹、睾丸坠胀不适，尿道口滴白，纳差，腹胀，腰膝酸软，神疲乏力，形寒肢冷，性欲下降。舌淡，苔白，脉沉细。

（4）气滞血瘀型：临床表现为尿频，尿余沥不尽，尿等待，会阴及小腹、睾丸胀痛或刺痛，前列腺指诊质地较硬或有结节。舌质暗，有瘀点、瘀斑，脉涩。

一、药物外治法

（一）敷脐法

🥣 处方 118

麝香 1g，香附 9g，乌药 6g，延胡索 6g，小茴香 6g。

【用法】上药共为粉末，瓶装备用，取适量水调匀，敷于肚脐，外用胶布固定，48 小时后取下，一周两次，4 次为 1 个疗程，一般需做 3 个疗程。如兼有尿频、尿急者，加木通 6g；兼有腰膝酸软、失眠多梦、遗精者，加枸杞 6g；兼有腰酸膝冷、阳痿、早泄者，加补骨脂 6g。

【适应证】气滞血瘀型慢性前列腺炎。

【注意事项】改变不良饮食与生活习惯；忌辛辣或烟酒；有规律的性生活。

【出处】《中医外治杂志》2002，11（4）：47.

🥣 处方 119

淫羊藿、石韦、苦参、川牛膝、煅牡蛎各等量。

【用法】淫羊藿、石韦、苦参、川牛膝、煅牡蛎各等量，共研细粉备用，以伤湿膏外敷脐部，隔日换药 1 次，14 天为 1 个疗程，间隔 2~3 天继续用药

【适应证】湿热下注型慢性前列腺炎。

【出处】《河南中医》2006，26（7）：2.

🥣 处方 120

附子、黄柏、马钱子、大黄、淫羊藿、荔枝核各等量。

【用法】按 15 日的常规用量，晒干研末密封备用。治疗时用香油或酒精

调匀，填入脐孔，外用胶布固定，每日 1 次。

【适应证】气滞血瘀型慢性前列腺炎。

【出处】《河北中医》2003，25（8）：624.

（二）热熨法

处方 121

吴茱萸 20g，小茴香 20g，肉桂 15g，香附 15g，芍药 10g，桂枝 10g，柴胡 10g，延胡索 10g，桃仁 15g，红花 15g，地丁 20g，蒲公英 20g，败酱草 20g，白头翁 20g。

【用法】将上述药混合均匀，碾成细末，过 100 目筛，装瓶备用。自制两个透气功能较好的长 30cm、宽 20cm（尺寸可根据患者身材定）药袋。一个盛装 50g 细食盐（称 1 号袋），另一个盛装上述药末 100g（称 2 号袋），将两药装好摊平。患者取仰卧位，将 1 号袋置于患者下腹部，盖严肚脐，2 号袋放于 1 号袋上，然后热熨 30 分钟，早晚各 1 次，连续治疗 15 天为 1 个疗程。

【适应证】脾肾两虚型慢性前列腺炎。

【出处】《中医外治杂志》2004，13（5）：40.

（三）熏洗法

处方 122

如意金黄散。

【用法】每晚睡前取如意金黄散 33g 放入清洁瓷盆中，用开水 2000ml 冲泡溶解，瓷盆置于坐浴架（家庭可用痰盂架、便盆架代替）下，患者坐在坐浴架上，利用药液的蒸汽对会阴部进行熏蒸，最好外盖大浴巾，以减少蒸汽外泄；待中药溶液稍冷至 40~45℃时，用毛巾蘸药液频频淋洗会阴部（冬天可将瓷盆直接放于电炉上加温后继续使用）30 分钟，熏洗完毕，及时擦干，以防着凉，每天 1 次，连续 3 个月。

【适应证】湿热下注型慢性前列腺炎。

【出处】《护理与康复》2005，4（2）：8.

🥣 处方 123

艾叶 30g，野菊花 10g，独头蒜 30g。

【用法】将艾叶、野菊花放入洗脸盆中加水 2000ml，煎至 20 分钟去渣。然后将独头蒜捣烂放入痰盂，将药液倒入痰盂内，每日熏洗坐浴 1 次。

【适应证】湿热下注型慢性前列腺炎。

【出处】《河北中医》2009，31（6）：869.

（四）坐浴法

🥣 处方 124

黄柏、车前子、苍术、龙胆草、木通、大黄各 30g，赤芍、蒲公英、路路通、薏苡仁、丹参各 20g。

【用法】煎汤去渣，趁热会阴部熏洗坐浴（先热熏，后温洗），每晚睡前进行，每次 20 分钟。并且结合中医特点，随症加减。气滞血瘀明显的患者加三棱、莪术、桃仁、红花各 20g；湿热下注明显的患者加土茯苓、紫花地丁各 20g；寒滞肝脉的患者加吴茱萸、小茴香、肉桂各 15g。

【适应证】湿热下注型慢性前列腺炎。

【出处】《中医外治杂志》2009，18（3）：33.

🥣 处方 125

野菊花 60g，苦参 60g，马齿苋 60g，败酱草 60g，延胡索 30g，当归 30g，槟榔 20g。

【用法】患者治疗前排空大小便，加温水（40~42℃），坐浴 30 分钟，每日 1 次（未婚育者坐浴时用手托高阴囊，使阴囊及睾丸离开水面）。10 天为 1 个疗程，每个疗程间隔 1 周，共治疗 3 个疗程。

【适应证】湿热下注型慢性前列腺炎。

【出处】《中医外治杂志》2005，14（2）：16-17.

🥣 处方 126

乳香 20g，没药 30g，当归 30g，丹参 20g，大黄 30g，明矾 20g。

【用法】以上 6 味中药加水煎成 2500ml，滤汁坐浴，每晚 1 次，每次 30

分钟。

【适应证】气滞血瘀型慢性前列腺炎。

【出处】《河北中医》2004，26（10）：787.

🥣 处方 127

淫羊藿 60g，大黄 20g，丝瓜络、青皮、川楝子、王不留行、丹参各 12g，红花、制乳香、制没药、牛膝、萆薢、石菖蒲各 9g。

【用法】布包，加水 4000ml 浸泡 40 分钟，煮沸后再煎 30 分钟，煎取药液约 2500ml 左右，待药液温度降至 60~70℃后置于熏洗椅上，嘱患者熏蒸会阴部 20~30 分钟；药液温度降至 40~43℃，会阴部坐浴，每晚 1 次，每次 20 分钟以上，必要时再次加温，1 剂药可反复应用 3 天（加热后再用）。

【适应证】气滞血瘀型慢性前列腺炎。

【注意事项】治疗期间忌饮酒，忌食辛辣刺激性食物，停用其他治疗慢性前列腺炎的药物。

【出处】《中国实验方剂学杂志》2012，18（12）：290.

🥣 处方 128

野菊花 60g，白芷、露蜂房各 15g。

【用法】加水 400ml，浸泡 30 分钟，温火水煎 2 次，每次煎沸 20 分钟滤取药液待用。坐浴前排空二便，洗净外阴，将药液置于盆内（固定盆），加开水至 1500~2000ml，先用药液热气熏蒸，待药液温度降至 40℃左右时，开始坐浴，将会阴全部浸没在药液中，水温降低时，可渐渐掺入热水，以保持水温，每次 30 分钟，每晚 1 次，28 天为 1 个疗程。

【适应证】湿热下注型慢性前列腺炎。

【出处】《河北中医药学报》2009，24（4）：28.

🥣 处方 129

黄柏、白花蛇舌草、透骨草、丝瓜络等各 30g。

【用法】用清水 4000ml 浸泡 40 分钟，水煎煮 30 分钟，待药液温度降至 70~80℃后置于熏洗椅上，嘱患者熏蒸会阴部，熏蒸时间 20~30 分钟，待药液温度降至 42℃后再行坐浴。

【适应证】湿热下注型慢性前列腺炎。

【出处】《中医药导报》2011，17（3）：108.

处方 130

黄柏、赤芍、红花各 20g。

【用法】水煎至 500ml。坐浴时注意：①睾丸的位置：应放在液面以上，建议用冷水毛巾包裹。因长时间的热坐浴会使睾丸温度升高，影响睾丸的生精功能，严重者还可造成睾丸其他功能和结构的改变，影响精液质量。②药液温度一般在 43~50℃为宜。③注意坐浴时药液对皮肤有无强烈刺激。④坐浴用器要注意消毒，避免发生交叉感染。

【适应证】气滞血瘀型慢性前列腺炎。

【出处】《新中医》2013，45（10）：47.

（五）灌肠法

处方 131

虎杖 30g，败酱草 30g，王不留行 30g，土茯苓 15g，丹参 15g，黄柏、栀子、泽兰、大黄各 10g。

【用法】以上药物水煎煮两遍，两次煎得的药混合后，浓缩至 50~80ml，装入事先消毒处理的瓶中，然后用 10 号导尿管插入肛门保留灌肠，1 天 1 次，15 天为 1 个疗程。

【适应证】湿热下注型慢性前列腺炎。

【出处】《中医外治杂志》2005，14（3）：35.

处方 132

红花、当归、乳香、没药、续断、鱼腥草、大黄、滑石各 30g。

【用法】取上药煎两次，再浓缩成 200ml，药液温度控制在 40℃左右。患者取膝胸卧位，将药液灌入直肠，每日一次，10 次为 1 个疗程。治疗期间禁烟酒，性生活适度。

【适应证】气滞血瘀型慢性前列腺炎。

【出处】《中医外治杂志》2001，10（3）：27.

💊 处方 133

黄芩 10g，黄连 9g，蒲公英 20g，败酱草 20g，白芷 6g，王不留行 10g，丹参 20g，冬葵子 10g。

【用法】气滞血瘀者加用乳香、没药、归尾等活血化瘀之品。肾阳不足者口服知柏地黄丸，出血者加大蓟、小蓟、地榆炭。肾阳虚衰者将方中黄芩、黄连减量使用，同时口服济生肾气丸，如阳事不举加巴戟天、牛膝等。将上方加减后药物煎汤至 80~100ml 加入消旋山莨菪碱注射液 10~20mg，保留灌肠，隔日 1 次，整个治疗过程一般需 8~12 周。

【适应证】湿热下注型慢性前列腺炎。

【出处】《中医外治杂志》2010，19（4）：25.

💊 处方 134

金银花、夏枯草、白花蛇舌草、土茯苓、冬葵子、萆薢各 20g，昆布、海藻、三棱、莪术各 10g，荔枝核、红藤各 50g。

【用法】每日 1 剂，水煎浓缩 200ml，再加入朱砂 2g，冰片 3g，温度 38℃左右，每日灌肠 1 次，保留 30 分钟，10 天为 1 个疗程。

【适应证】湿热下注型慢性前列腺炎。

【出处】《中医外治杂志》2004，13（4）：42.

💊 处方 135

猪苓 10g，木通 15g，黄柏 10g，王不留行 10g，车前子 15g，丹参 15g，赤芍 15g，甘草 15g，黄芪 30g。

【用法】用文火浓煎取汁 180~200ml，温度 39~42 ℃，注入肛门较深部位（直肠或乙状结肠），保留 10~15 分钟以上，保留时间越长越好，1 次 / 天，7 天为 1 个疗程，间隔 3~5 天进行下一个疗程治疗。

【适应证】湿热下注型慢性前列腺炎。

【出处】《中医药导报》2011，17（3）：108.

💊 处方 136

丹参 15g，赤芍 15g，桃仁 10g，乳香 10g，乌药 10g，红藤 10g，王不留行 10g，萆薢 10g，石菖蒲 10g，川牛膝 10g，黄柏 10g。

【用法】将上药煎取浓缩至 150ml，装瓶置冰箱备用。治疗时，患者取侧卧位，双膝弯曲，将涂有液状石蜡的导尿管插入肛门内 10~18cm 处，将加温至 40~43℃中药液以 40~60 滴 / 分的速度静滴，15 次为 1 个疗程。

【适应证】气滞血瘀型慢性前列腺炎。

【出处】《中医外治杂志》2004，13（6）：7.

处方 137

大青叶 15g，败酱草 20g，白花蛇舌草 30g，半枝莲 30g，苦参 25g，丹参 20g，熟地黄 20g。

【用法】水煎 2 次，每次煎 200ml，早晚各保留灌肠 1 次。以上治疗 14 天为 1 个疗程。

【适应证】湿热下注型慢性前列腺炎。

【出处】《中医外治杂志》2007，16（4）：45.

处方 138

桃仁 10g，大黄、赤芍各 20g，丹参、黄芪各 30g.

【用法】患者灌肠前排空大、小便，取左侧卧位。用 12 号导尿管缓慢插入患者肛门 8~10cm，每次 200ml，药液温度保持在 39~42℃左右，在 3~5 分钟内注入直肠，卧床 5~10 分钟，保留 1 小时以上，每天 1 次，30 天为 1 个疗程。

【适应证】气滞血瘀型慢性前列腺炎。

【出处】《山西中医》2007，23（3）41.

（六）中药离子导入

处方 139

桃仁 30g，红花 30g，丹参 30g，莪术 30g，王不留行 30g，没药 30g，川楝子 20g，黄柏 20g，败酱草 20g。

【用法】将诸药煮汁浓缩，通过前列腺治疗仪直肠内中药离子导入。

【适应证】气滞血瘀型慢性前列腺炎。

【出处】《中医杂志》1998，39（5）：291.

二、非药物外治法

（一）耳穴压豆法

🔸 处方 140

主穴：内生殖器、肾、内分泌；配穴：小腹、会阴疼痛重者加艇角穴，排尿症状重者加膀胱穴。

【操作】常规消毒，将王不留行籽用脱敏胶布贴压穴位处，双耳同贴，分别于每天早、午、晚饭后 30 分钟，睡前 1 小时各按压 5 分钟，每次按压要使耳廓充血发热，5 天更换 1 次，10 天为 1 个疗程，连用 3 个疗程。

【适应证】气滞血瘀型慢性前列腺炎。

【注意事项】为避免患者治疗过程中耳穴压豆脱落，除对其进行穴位定位培训外，在征得患者同意情况下，对其双耳穴位进行标记，方便患者耳穴压豆脱落时及时补豆。培训内容包括：指导患者如何按压，按压力度、持续时间、具体时间点，按要求完成按压。

【出处】《国际中医中药杂志》2012，34（6）：506.

🔸 处方 141

艇角、肾、脾、内分泌、内生殖器、缘中、膀胱。

【操作】用 75% 乙醇消毒耳廓后。在 0.5cm 大小的方形胶布中央放置一粒王不留行籽，将其贴于患者一侧耳廓的耳穴上，嘱患者每天自行按压 2 分钟左右，手法由轻到重，使耳廓有酸、胀、灼热感，以患者能忍受为度。每日按 5~6 次，2 日换贴另一侧耳穴。5 次为 1 个疗程。

【适应证】气滞血瘀型慢性前列腺炎。

【出处】《辽宁中医杂志》2002，29（8）：504.

🔸 处方 142

主穴：前列腺、尿道、内分泌、三焦、肾、肝。

配穴：伴小腹、会阴部坠痛者取艇中；伴睾丸抽痛者取睾丸；伴神经衰弱者取神门、神经衰弱区；伴性功能衰退者取内生殖器。

耳穴敷药组方：川芎、当归、梅片等研极细末装瓶，密封备用。

【操作】主穴全取，再酌选 1~3 个配穴，经常规消毒后，用灭菌针头刺破所选穴位皮肤，放血少许，然后将外敷药少量（2~3 粒米大小）敷于耳穴上，并用胶布固定，嘱患者每日按压耳穴 5~6 次，48 小时后，去除药物并局部消毒。两耳交替敷药，15 次为 1 个疗程。

【适应证】气滞血瘀型慢性前列腺炎。

【出处】《中华中医药杂志》2007，22（6）：415.

（二）直接灸法

处方 143

关元、三阴交、肾俞、腰阳关、次髎、命门、会阴穴。

【操作】在上述穴位，分别按下述步骤依次进行回旋、雀啄、往返、温和灸 4 步法施灸操作：先行回旋灸 2 分钟温通局部气血，继以雀啄灸 1 分钟加强敏化，循经往返灸 2 分钟激发经气，再施以温和灸发动感传、开通经络。

【适应证】脾肾两虚型前列腺炎。

【出处】《新中医》2007，39（4）：50.

（三）针刺法

处方 144

肾俞、关元、中极、水道、足三里、秩边、阴陵泉、三阴交。

【操作】肾俞用毫针直刺 1~1.5 寸，提插捻转补法，使憋胀感传向臀部；秩边采用芒针深刺透向水道针法，捻转泻法，使会阴、前阴部有酸麻胀感；中极直刺 0.5~1 寸，关元直刺 1~2 寸，行提插转针法使麻胀感传向尿道；足三里直刺 1.5 寸，补法，使针感下传至足背；三阴交、阴陵泉均直刺 1~1.5 寸，提插捻转泻法，留针 30 分钟，每日 1 次。2 周为 1 个疗程。

【适应证】脾肾两虚型慢性前列腺炎。

【出处】《云南中医中药杂志》2011，32（2）：19.

处方 145

主穴：白环俞；配穴：肾俞、中极、三阴交。

【操作】白环俞选用 26 号 4~5 寸毫针，常规消毒后，刺入 3.5~4.5 寸深。当会阴部出现麻胀样针感时提插捻转半分钟，留针 30 分钟。肾俞选用 1.5 寸毫针向脊柱方向刺入 1 寸左右，出现针感时提插捻转半分钟，留针 30 分钟。针刺后在双白环俞与双肾俞拔火罐 10 分钟。中极用 1.5 寸毫针刺入 0.5~1 寸，取得麻胀样针感时，用平补平泻手法行针 1 分钟后出针，不留针。三阴交用 1.5 寸毫针直刺 1 寸左右，取得针感后采用先泻后补手法行针 1 分钟后出针，不留针。每日 1 次，10 次为 1 个疗程，疗程间休息 5 天，再行下一个疗程，共治 3 个疗程。

【适应证】气滞血瘀型慢性前列腺炎。

【出处】《中国针灸》2001，21（2）：73.

处方 146

肾俞、关元、中极、水道、足三里、秩边、阴陵泉、三阴交。

【操作】肾俞用毫针直刺 1~1.5 寸，提插捻转补法，使憋胀感传向臀部；秩边采用芒针深刺透向水道，捻转泻法，使会阴、前阴部有酸麻胀感；中极直刺 0.5~1 寸，关元直刺 1~2 寸，行提插捻转针法使麻胀感传向尿道；足三里直刺 1.5 寸，行补法，使针感下传至足背；三阴交、阴陵泉均直刺 1~1.5 寸，行提插捻转泻法，留针 30 分钟。观察并记录患者有无不良反应，每日 1 次。

【适应证】气滞血瘀型慢性前列腺炎。

【出处】《云南中医中药杂志》2011，32（2）：19.

（四）针灸法

处方 147

关元、中极、气海穴。

【操作】常规消毒，垂直进针后，针尖斜向会阴方向，以患者自觉麻胀感向会阴部放射为得气。再取足三里、三阴交、血海、阴陵泉，常规消毒，垂直进针得气后，使用补法，留针 25 分钟。取艾条 2cm 插在上述穴位针柄处点燃施灸疗，每穴灸 2 壮，每日 1 次。1 个月为 1 个疗程。

【适应证】气滞血瘀型慢性前列腺炎。

【出处】《中国针灸》2006，26（5）：335.

处方 148

关元、气海、肾俞、次髎、三阴交。

【操作】采用 28 号 1.5 寸毫针，刺入深度 40~50mm，使局部麻胀，并向阴部放散，得气后，留针 30 分钟，再 10 分钟行针 1 次，将艾条切 1.5~2cm 长艾条，用火点燃下端后，插在针柄上，艾条下端距离穴位皮肤 30mm 左右，两个艾条燃烧 10 分钟左右，待艾条燃尽后取针，10 次为 1 个疗程，连续治疗 2 个疗程。

【适应证】气滞血瘀型慢性前列腺炎。

【出处】《长春中医学院学报》2002，18（4）：24.

处方 149

①关元、中极、气海穴；②足三里、三阴交、血海、阴陵泉。

【操作】使用直径 0.28~0.32mm、长 40mm 毫针，取关元、中极、气海穴，常规消毒，垂直进针后，针尖斜向会阴方向，以患者自觉麻胀感向会阴部放射为得气；再取第 2 组穴位足三里、三阴交、血海、阴陵泉，常规消毒，垂直进针得气后，使用补法，留针 25 分钟。2 组穴位交替使用，每日 1 次，10 天为 1 个疗程，每疗程间隔 3 天。艾灸取气海、关元、归来、神阙穴，每穴灸 10 分钟，灸后能听到肠鸣音，每日 1 次，10 次为 1 个疗程。

【适应证】气滞血瘀型慢性前列腺炎。

【出处】《现代中西医结合杂志》2008，17（13）：2024.

处方 150

百会透前神聪、后神聪透百会、络却透通天（双侧）；中极、气海、水道（双侧）、膀胱俞（双侧）、秩边（双侧）、会阳（双侧）、上髎（双侧）、次髎（双侧）。

【操作】患者取坐位，皮肤常规消毒后，快速斜刺进针，针与头皮呈 15° 夹角，当针尖达到帽状腱膜膜下层时，使针与头皮平行，继续捻转进针，到达相应穴位。快速捻转 1~2 分钟，频率为 200 转 / 分。取得较强针感后，留针 30 分钟，每日 1 次，30 次为 1 个疗程，连续治疗 1 个疗程。先取仰卧位，刺腹部腧穴，使局部麻胀并向会阴部放散，得气后，将艾条切成

1.5~2.0cm 长艾段，将艾段插在针柄上后用火点燃，直待燃尽，除灰烬，每穴灸 2~3 壮，留针 30 分钟；然后取俯卧位，刺腰骶部腧穴，灸法同上。每日 1 次，30 次为 1 个疗程。

【适应证】脾肾两虚型慢性前列腺炎。

【出处】《中国中医药信息杂志》2011，18（8）：66.

（五）耳穴电针法

处方 151

主穴：肾、膀胱、尿道、盆腔、前列腺、神门；配穴：三焦、脾、胃。

【操作】局部消毒后，用 28 号 0.5 寸毫针针刺，得气后连接电针治疗仪，采用疏密波，频率 15Hz，强度以患者能耐受为度，留针 30 分钟。两耳交替，主穴必刺，配穴可选 1~2 个。每日 1 次。

【适应证】气滞血瘀型慢性前列腺炎。

【出处】《河北中医》2011，33（4）：577.

（六）电针法

处方 152

主穴：膀胱俞、脾俞、小肠俞、次髎、关元、中极。

配穴：阴陵泉、三阴交、足三里、太溪、太冲。

【操作】患者取俯卧位时，用 28 号毫针，进针 2.0~3.0 寸；仰卧位时，所取穴用 30 号毫针，进针 0.5~2.0 寸。实证进针得气后用泻法，使针感传至腰骶部，用治疗仪连续波加电，留针 20~30 分钟。虚证得气后用平补平泻手法，小幅度捻转，使针感传至阴茎部，留针 30 分钟。以上治疗每日 1 次，每次取主、配穴 4~5 个，交替选用。一般每次只选俯卧位或仰卧位。10 天为 1 个疗程，疗程间休息 3 天，再行下一个疗程，共治疗 3 个疗程。

【适应证】气滞血瘀型慢性前列腺炎。

【出处】《辽宁中医杂志》2002，29（8）：504.

处方 153

中极、秩边、三阴交、次髎。

【操作】先令患者俯卧，取秩边、次髎穴局部常规消毒，取粗 0.3mm、长 40~75mm 毫针，直刺，使下腹部有热胀感，施平补平泻法，留针 20~30 分钟。然后令患者仰卧，取中极穴，直刺，使针感传至会阴部为佳，行平补平泻法。再取三阴交，行捻转平补平泻法，留针 20~30 分钟。用短波电疗机，将电极板对置放于下腹部和腰骶部。电极板与身体之间间隙为 2~3cm，输出热量为微热量，每次 20 分钟。两法均为 1 日 1 次，10 次为 1 个疗程。

【适应证】气滞血瘀型慢性前列腺炎。

【出处】《中医外治杂志》2008，17（6）：44.

综合评按：患者应自我进行心理疏导，保持开朗乐观的生活态度，应戒酒，忌辛辣刺激食物；避免憋尿、久坐及长时间骑车、骑马，注意保暖，加强体育锻炼。

患了前列腺炎忌口很重要。第一忌是酒和辣椒，在治疗期间如果喝酒吃辣椒，症状很难消除，疗程也会延长；第二是该忌的肉类，狗、牛、羊肉、海鲜等，经观察，凡吃上述肉类的患者都使症状加重；第三植物类食品，黄豆及其制品、调味品如胡椒、茴香、蒜、葱、韭菜及酸涩水果食品宜不吃或少吃。治疗期间不要到酒家、饭店、餐馆用餐，因菜汤中都有辣椒、胡椒成分。

前列腺炎病情复杂，治疗方法众多。中医外治法以中医理论为基础，从整体出发，组方灵活，给药途径多样，治疗有其独到之处，具有辨证论治灵活、毒副作用小、无耐药性及抗药性、远期疗效好、能确实改善患者症状、提高生活质量等优点。对于中医外治法而言，临床医家对慢性前列腺炎病因病机认识不一，治疗时个人经验较多，各有侧重；缺乏统一的客观评价指标；所选方药、穴位需随症加减，尚无权威、规范的指南。中医外治法治疗慢性前列腺炎的随机对照、大样本、多中心的研究较少。发现并探索有效的中医外治方药、方法，并借助现代科学技术明确其具体作用机制或作用靶点，成为今后前列腺疾病中医外治研究领域的重要任务。

第十二节　男子不育症

弱精症即弱精子症，也称精子活力低下症，是指在适宜温度（25~37℃）下，精液离体 1 小时后进行检查，快速直线运动精子低于 25%，或直线前向运动精子不及 50% 者。弱精症常与其他精液异常症同时存在，是引起男性不育的主要原因之一。

中医学无弱精子症之名，但弱精子症的症状可见于"精寒""精冷"等证。

1. 临床表现及诊断

详细了解病史，对该病的诊断具有重要指导价值。了解患者是否有生殖道感染史，有无腮腺炎病史，是否用过对精子有影响的药物以及生活和工作环境等情况。

（1）症状和体征：弱精症患者，可伴有阴囊潮湿，神疲乏力，头晕耳鸣，腰膝酸软，形寒肢冷等症状，但多无明显临床表现。要重点检查睾丸、附睾情况，如有无隐睾以及附睾炎和精索静脉曲张等。

（2）实验室及影像检查：

①精液常规分析：精液离体 1 小时后，若快速直线运动精子低于 25%，或前向运动精子低于 50%，即可诊断。

②前列腺液检查：以了解患者是否患有前列腺炎。

③精索静脉曲张检查：当常规体检未能发现，但又怀疑患有静脉曲张时，可根据具体情况进行彩色 B 超检查，或阴囊部多普勒超声听诊检查，或精索静脉造影，或核素阴囊血池扫描等。

其他如激素测定、免疫学检查等可以了解内分泌状况和是否存在免疫因素。若条件允许，可进行精子电镜检查，或精子染色等以明确病因。

2. 中医分型

弱精症患者常无明显临床症状，或伴有形寒肢冷，腰膝酸软，头晕耳鸣，或阴囊潮湿，或神情抑郁，胸胁胀痛。可见精液清稀色白。舌淡苔白或黄腻，脉濡数或沉迟无力。

（1）肾精亏虚型：临床表现为久婚未育，精子活力低下，腰膝酸软，头晕耳鸣，失眠健忘。舌淡苔白，脉沉细。

（2）命门火衰型：临床表现为久婚未育，精子活力低下，头晕耳鸣，腰膝酸软，形寒肢冷，小便清长，夜尿频多。舌淡苔白，脉沉迟无力，两尺尤甚。

（3）气血亏虚型：临床表现为久婚未育，精子活力低下，神疲乏力，头晕耳鸣，少气懒言，面色萎黄。舌淡苔白，脉细弱。

（4）湿热下注型：临床表现为久婚未育，精子活力低下，口苦心烦，胸胁胀痛，阴囊潮湿，小便黄。舌红、苔黄腻，脉滑数或脉濡数。

（5）瘀血阻滞型：临床表现为久婚未育，精子活力低下，小腹或会阴部疼痛，有时牵及睾丸、腹股沟处疼痛。舌质暗，有瘀点或瘀斑，脉涩。

一、药物外治法

隔药灸法

🥣 处方 154

人参 30g，淫羊藿 30g，菟丝子 30g，陈皮 30g，半夏 30g，云苓 30g，枳实 30g，车前子 20g，麝香 1g，生姜片 10~20 片，艾炷（如黄豆大）42 壮，食盐及麦面粉适量。

【用法】先将食盐、麝香分别研细末分放待用，次将其余诸药混合，研成细末，另瓶装备用。嘱患者仰卧床上，首先以温开水调麦面粉成面条，将面条绕脐周围一圈（内径 1.2~2 寸），然后用食盐填满患者脐窝略高 1~2cm，接着取艾炷放于盐上点燃灸之，连续灸 7 壮之后，把脐中食盐去掉。取麝香末 0.1g 纳入患者脐中，再取上药末填满脐孔，上铺生姜，姜片上放艾炷点燃，频灸 14 壮，将姜片去掉，外盖纱布，胶布固定。3 天灸 1 次，10 次为 1 个疗程。

【适应证】肾精亏虚型男性不育症。

【出处】《中医外治杂志》2004，13（5）：48.

二、非药物外治法

（一）灸法

处方 155

关元穴、肾俞。

【用法】取穴关元穴、肾俞，用中等艾炷隔姜灸，每穴连施灸 5 壮，灸后以穴位局部红润为度。每日 1 次，15 次为 1 个疗程，休息五天以后再进行第 2 个疗程，共治疗 3 个疗程。

【适应证】肾精亏虚型男性不育症。

【出处】《北京中医》2000，19（2）：48.

（二）针灸法

处方 156

志室、肾俞、命门、气海、关元、照海、三阴交。

【操作】肾阳虚衰型取穴志室、肾俞、命门、气海、关元；肾阴虚损型取穴志室、肾俞、照海、三阴交、关元。留针 20 分钟，再仰卧灸气海、关元二穴，灸 10 分钟。

【适应证】肾精亏虚型男性不育症。

【出处】《现代诊断与治疗》1997，8（2）：115-116.

处方 157

关元、足三里、肾俞、三阴交、八髎、中极、血海。

【操作】①关元配足三里，②肾俞配三阴交，两组穴位交替选用；偏肾阳虚者，针刺后在关元或肾俞穴用清艾条施温和灸 20 分钟；偏肾阴虚者，加太溪穴行针刺捻转补法；兼痰湿或瘀血者，配用八髎、中极、血海针刺泻法。每日 1 次，3 个月为 1 个疗程。

【适应证】肾精亏虚型男性不育症。

【出处】《针灸临床杂志》1995，11（1112）：36.

🥣 处方 158

肾俞、命门、次髎、关元、气海、足三里、三阴交、蠡沟、太溪、太冲。

【操作】气海透关元，使针感向下传导至阴部。肾俞透命门。其余穴位按常规操作。手法以补法为主。关元、气海加灸。

【适应证】肾精亏虚型男性不育症。

【出处】《上海针灸杂志》2002，21（6）：21-22.

🥣 处方 159

关元、中极、命门、肾俞。

【操作】以上述穴位为主，随症加减。针后加灸关元、命门、肾俞、足三里。3 个月为 1 个疗程。

【适应证】肾精亏虚型男性不育症。

【出处】《中国针灸》1998，18（4）：213.

（三）针刺法

🥣 处方 160

①肾俞、秩边、关元、命门、足三里；②脾俞、三阴交、秩边、次髎。

【操作】两组穴位交替进行，施以温补法。

【适应证】肾精亏虚型男性不育症。

【出处】《新中医》2002，34（5）：39.

🥣 处方 161

风府、哑门、中极、足三里、三阴交、太溪。

【操作】①项丛刺：取穴下脑户（枕骨正中陷中）、风府、哑门，再从下脑户至乳突根部分六个等分刺激点，共 15 个刺激点。②骶丛刺：八髎。③体针：中极、足三里、三阴交、太溪，中极用烧山火手法。

【适应证】肾精亏虚型男性不育症。

【出处】《上海针灸杂志》2000，19（6）：31-32.

处方 162

气海、水道、左行间、左三阴交、肾俞、阳陵泉、太溪。

【操作】分两组交替行针，每组针 3 次后对换，针 15 次后复查。腹部穴位平补平泻，四肢穴位用泻法，留针 15 分钟，留针过程中行针 1 次。3 个月为 1 个疗程。

【适应证】湿热下注型精液不液化性不育症。

【出处】《陕西中医》2002，23（3）：224.

处方 163

关元、曲骨、肝俞、肾俞、内关、太冲、三阴交、阳陵泉。

【操作】腹、背部穴位平补平泻，四肢穴位用泻法，留针 15 分钟，留针过程中行针 1 次。每日 1 次，10 天为 1 个疗程。

点穴按摩关元、气海、肾俞、肝俞、内关、太冲、期门穴。平补平泻，持续约 20 分钟，隔日 1 次。

【适应证】男性肝气郁结型不育症。

【出处】《吉林中医药》2003，23（3）：36.

处方 164

肝俞、肾俞、心俞、膈俞、太冲、太溪、神门、血海穴。

【操作】患者取俯卧位，常规消毒后，用（0.35~0.38）mm×50mm 毫针，常规刺入上述双侧穴位 1.0~1.5 寸后，施行平补平泻手法；然后再单向捻转针体，使针旋转 3~6 转，以感觉针下沉紧，难于再捻转为度，人为地造成滞针，留针 30 分钟。出针时先反方向将针捻转 2~3 转，再小幅度左右旋转，使滞针松解，然后缓慢地把针拔出。每日 1 次，2 个月为 1 个疗程（周日休息），2 个疗程后统计疗效。治疗期间不禁房事（须用避孕套），避免使用可能对生育有影响的其他治疗方法。

【适应证】男性免疫性不育症。

【出处】《上海针灸杂志》2003，22（8）：3.

处方 165

①气海、三阴交；②命门、地机。

【操作】两组交替，每日 1 次，30 次 1 个疗程，1 个疗程后复查，疗效不显则继续下一个疗程。针治期间，停用其他一切疗法，并指导性生活。

【适应证】肾精亏虚型男性不育症。

【出处】《四川中医》1994，12（4）：54.

（四）埋线法

处方 166

关元、中极、三阴交、命门。

【操作】用 0-2 号羊肠线，取关元、中极、三阴交、命门穴，15 天为 1 个疗程，1~6 个疗程后，患者精液质量会有显著改善。

【适应证】肾精亏虚型男性不育症。

【出处】《中国针灸》1996，10（11）：46.

处方 167

①肾俞、京门；②肝俞、期门；③脾俞、章门。

【操作】以俞募配穴埋线法为主，每次 1 组穴位，均取双侧，3 组交替使用。用腰椎穿刺针，3-0 号医用羊肠线，1% 盐酸普鲁卡因，以及剪刀、消毒纱布及敷料等，术前患者普鲁卡因皮试阴性者方可接受治疗。取腹部穴位时取仰卧位。取背部穴位时取俯卧位，穴位皮肤常规消毒。在穴位处局部浸润麻醉。将 3-0 号 1cm 铬制羊肠线装入经消毒的 9 号腰穿针前端内；在腹部的穴位时，针尖与穴位皮肤呈 15°~20° 角，向下沿皮肤平刺 1 寸；在背部的穴位时，针尖与穴位皮肤呈 45°~50° 角，向脊柱斜刺 1 寸，以 100~120 次 / 分的频率捻转得气（使局部产生麻、胀、酸感为度）；然后边推针芯边退针管，使羊肠线埋入穴位皮下，线头不得外露。消毒针孔后，外敷无菌敷料，胶布固定 24 小时。每周治疗 1 次，8 次为 1 个疗程。

【适应证】男性免疫性不育症。

【出处】《中医中药》2009，6（22）：123.

（五）电针法

🥣 **处方 168**

关元、大赫（双侧）、三阴交（双侧）。

【操作】患者仰卧，用 0.40mm×75mm 长针，在关元、大赫穴据患者胖瘦进针 1.5~2 寸，行补法，得气并使针感放射至龟头、睾丸部，继而针刺三阴交，得气为度。留针期间双侧大赫穴接电针仪，选疏密波，频率 4~4.5Hz，强度以患者能耐受为度，同时，在关元、大赫（双侧）三穴围成的三角区域中，放置药饼一枚（直径 2.5cm，厚 1cm，主要成分为肉苁蓉、肉桂、附子等），于药饼上行大壮灸，连灸 3 壮。隔日治疗 1 次，治疗 3 个月。

【适应证】肾精亏虚型男性不育症。

【出处】《上海针灸杂志》2008，27（8）：7.

🥣 **处方 169**

血海、足三里、三阴交、太溪、阳陵泉、太冲、肝俞、肾俞。

【操作】血海透足三里、三阴交透太溪、阳陵泉透太冲、肝俞透肾俞（双），用平补平泻手法，得气后接上电针仪，用中等强度连续波，每次针 45 分钟，每日 1 次，30 次为 1 个疗程。

【适应证】肾精亏虚型男性免疫性不育症。

【出处】《甘肃中医学院学报》2004，21（4）：41.

🥣 **处方 170**

①关元、中极、大赫（双）、太溪（双）；②肾俞（双）、命门、足三里（双）、三阴交（双）。

【操作】太溪常规消毒，用 0.30mm×40mm 不锈钢针直刺入皮肤，行提插手法针尖偏向内侧，针感以向足踝放射，足部抽动为得气，得气后，立即出针。余穴皆用 0.30mm×40mm 不锈钢针直刺，针刺深度皆按《针灸学》针刺标准，向顺时针方向行快速捻转手法（捻转幅度为 720° 左右），频率为 100 次 / 分，行针 1 分钟后接脉冲针灸治疗仪，选择连续波，频率 1~10Hz，强度 2~5mA，以患者能耐受为适中。两组腧穴隔日交替进行，3 次 / 周，1

个月为 1 个疗程，连续治疗 3 个疗程。

【适应证】肾精亏虚型少精弱精症、男性不育症。

【出处】《中国现代医生》2010，48（30）：4.

处方 171

肝俞、肾俞、心俞、膈俞、三焦俞、太冲、太溪、神门、阳池、血海。

【操作】患者取坐位，常规消毒双侧穴位皮肤后，用直径 0.33~0.40mm、长度 25~40mm 不锈钢毫针，按常规刺入上述穴位。要求快速进针、快速推针和快速捻转，得气后以 180~200 次 / 分的频率捻转毫针 2 分钟，其强度以患者能忍受为度。连续行针 5 分钟，施以提插捻转手法，适度补泻，隔 10 分钟后用同样的方法再行针 1 次。然后接低频脉冲电子治疗仪，通以疏密波，频率 14~26 次 / 分，强度以患者产生明显酸麻胀等针感且能耐受为度，每次 30 分钟。每日 1 次，连续 2 个月为 1 个疗程（逢周日休息），治疗 2 个疗程后统计疗效。治疗期间不禁房事（但须用避孕套），治疗前 2 周停用可能对生育有影响的其他治疗方法。

【适应证】肾精亏虚型免疫性不育。

【出处】《中国针灸》2004，24（12）：854.

综合评按： 近 30 年来，我国正常男性的精子密度呈下降趋势，需要引起大家的关注。由于经济的高速发展，环境污染物也逐步增多。环境污染物中的环境激素对男性生育力造成了负面影响。大量研究表明，环境污染物中的环境激素对男性生殖功能的影响主要通过：

（1）直接作用于生殖器官，影响睾丸的支持细胞和精子发生过程。

（2）破坏血 – 睾屏障，对生殖细胞直接产生细胞毒作用。

（3）作用于下丘脑 – 垂体 – 睾丸性腺轴，导致对性腺刺激减弱，影响精子发生和性激素产生。

通过上述三个方面的影响，导致精液体积减小、液化时间延长，精子数量、活力下降，畸形率增加等，引起男性生育能力下降；同时也可以引起精子遗传物质完整性受损，导致精子染色体非整倍性，胎儿早产和出生缺陷增加。倡导健康的生活方式，减少不育的发病率，提升生育能力，具体来说要注意以下几个方面：

（1）洁身自好，抵制诱惑，降低生殖道感染概率。

（2）养成良好的生活习惯，提升生育能力。①戒烟限酒。许多研究发现，香烟中的尼古丁对精液质量有负面影响，其中对精子活力的影响尤为明显。过量饮酒，则会导致男性勃起功能障碍，而且一旦受孕则有可能导致后代的出生缺陷，所以我国古人有"酒后不入室"之说。②加强运动，降低体重。肥胖对男性生育力的影响已经被许多研究所证实，当体重指数在 25 以上时，精液质量就会下降。因此对于肥胖的男性，需要加强锻炼、控制饮食来降低体重，从而达到改善精液质量提高生育能力的目的。③改掉不良习惯，生活规律。当一个人长期处于应激状态时（如熬夜、作息不规律）容易造成骨质疏松、记忆减退等，而且不利于防止感染，因此在日常生活中要养成良好习惯，生活规律。④平素注意平衡饮食。减少食用含糖量高的食物，多吃富含蛋白质、钙质和多种维生素的食物（如鸡、鱼、豆类、新鲜蔬菜、蜂蜜等），多吃一些能改善神经系统和心脑血管功能的食物（如山药、核桃仁、大枣、龙眼等）。另外，老年男性也可以多吃一些能改善、增强性腺功能的食物（如虾、羊肉、羊肾、韭菜和核桃等）。

（3）营造良好的有利于男性成长的家庭环境。人类对异性的选择和爱好不是与生俱来的，而是后天获得的行为。因此需要在男性的成长过程中不断地强化其男性的认同感，按照其性别特征来进行教育、培养，强化其作为男性的认同感、自豪感、责任感，这有利于男孩的成长。对于有男孩的家庭，如果孩子患了流行性腮腺炎、结核病、生殖道感染等疾病需要尽早到正规医院就诊，防止或减少并发症的发生。孩子如果有外生殖器畸形，需要尽早进行手术矫正；如果有隐睾、鞘膜积液、精索静脉曲张者也需要尽早手术治疗。

中医外治法治疗不育症临床疗效显著，不仅表现在对于实验室检测指标的改善方面，同时也表现在提高患者配偶受孕率方面。随着针灸治疗的推广及现代化技术的发展，临床在腧穴选择、刺激方式方面更加多样化，尤其是针刺联合其他疗法综合治疗效果尤为显著。

《当代中医外治临床丛书》
参编单位

总主编单位

河南大学中医药研究院　　　　　　　中华中医药学会慢病管理分会

开封市中医院　　　　　　　　　　　海南省中医院

北京中医药大学深圳医院

副总主编单位（排名不分先后）

北京中医药大学　　　　　　　　　　南京中医药大学

山东中医药大学　　　　　　　　　　河南大学中医院

黑龙江中医药大学　　　　　　　　　辽宁中医药大学

四川省第二中医医院　　　　　　　　浙江省义乌市中医医院

南阳理工学院张仲景国医国药学院　　湖北省英山县人民医院

河南省中医糖尿病医院　　　　　　　江西省高安市中医院

河南省长垣中西医结合医院　　　　　甘肃省兰州市中医医院

甘肃省兰州市西固区中医院　　　　　河南省开封市儿童医院

河北省馆陶县中医院　　　　　　　　湖北省咸宁市中医院

湖北省武穴市中医院　　　　　　　　中日友好医院

编委单位（排名不分先后）

河南省中医院　　　　　　　　　　　河南省开封市第五人民医院

南阳理工学院张仲景国医国药学院　　河南省郑州市中医院

开封市中医糖尿病医院　　　　　　　河南省项城市中医院

广东省深圳市妇幼保健院　　　　　　河南省荥阳市中医院

山东省聊城市中医院

中国人民解放军陆军第 83 集团军医院

甘肃省兰州市西固区中医院

成都中医药大学

江苏省扬州市中医院

江苏省盐城市中医院

江苏省镇江市中医院

河北省石家庄市中医院

河南省三门峡市中医院

河南省三门峡市颐享糖尿病研究所

河南省安阳市中西医结合医院

河南省林州市人民医院

广州中医药大学顺德医院附属均安医院

河南省南阳市中医院

河南省南阳名仁医院

河南省骨科医院

河南省濮阳市中医院

四川省南部县中医院

贵州省福泉市中医院

浙江省义乌市中医医院

海南省三亚市中医院

黑龙江省安达市中医医院

湖北省天门市中医医院

湖北省老河口市中医医院

深圳市罗湖区中医院